巧用特效穴
治疗常见病

杨克新◎主　编　　尹逊路◎副主编

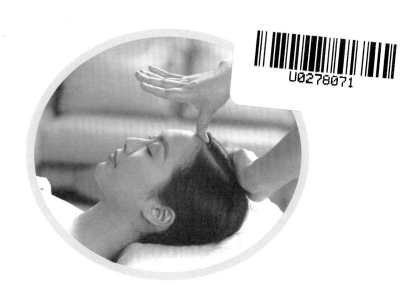

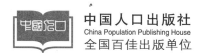 中国人口出版社
China Population Publishing House
全国百佳出版单位

图书在版编目（CIP）数据

巧用特效穴治疗常见病 / 杨克新主编 . -- 北京：
中国人口出版社 , 2021.1
ISBN 978-7-5101-7335-6

Ⅰ.①巧… Ⅱ.①杨… Ⅲ.①常见病—穴位疗法
Ⅳ.① R245.9

中国版本图书馆 CIP 数据核字 (2020) 第 199169 号

巧用特效穴治疗常见病
QIAO YONG TEXIAO XUE ZHILIAO CHANGJIANBING

杨克新　主编

责 任 编 辑	姜淑芳　李瑞艳
责 任 印 制	林　鑫　单爱军
装 帧 设 计	蒲　钧
出 版 发 行	中国人口出版社
印　　　刷	和谐彩艺印刷科技（北京）有限公司
开　　　本	710 毫米 ×1000 毫米　　1/16
印　　　张	10
字　　　数	150 千字
版　　　次	2021 年 1 月第 1 版
印　　　次	2021 年 1 月第 1 次印刷
书　　　号	ISBN 978-7-5101-7335-6
定　　　价	36.80 元

网　　　址	www.rkcbs.com.cn
电 子 信 箱	rkcbs@126.com
总编室电话	（010）83519392
发行部电话	（010）83510481
传　　　真	（010）83538190
地　　　址	北京市西城区广安门南街 80 号中加大厦
邮 政 编 码	100054

前言

　　人体纵横交错着十二条经络，穴位遍布全身，这些经络和穴位是身体自带的一个宝库。人体脏腑的疾病常常反映在特定的经络和腧穴上，因此，利用经络和腧穴来预防和治疗疾病，通过对穴位的刺激，疏通经络的气血，从而达到调节身体、促进阴阳平衡的目的。

　　特效穴指的是取穴简单，能在短时间内改善病情的穴位。只要我们使用得当，再利用身体本身的恢复功能，一些常见的病症和不适都可以轻松搞定。

　　本书共分为三章，第一章先介绍穴位的特点及常用的取穴和按摩手法；第二章详细介绍了14种常见的养生保健的特效穴位；第三章全面介绍了按摩特效穴治疗常见病，包括慢性病、中老年疾病，关节、脊柱相关疾病以及妇科、男科、儿科疾病等常见病症。

　　本书以图文的形式，详细介绍了按摩特效穴如何治疗或缓解各种疾病。一个病症只需要两三个特效穴位就能够得到缓解或治疗，简单容易操作。每个步骤都配有真人演示按摩手法，步骤说明简易清晰，让读者一看就懂，一学就会。

　　特别需要提醒的是，本书所提供的穴位保健、治病方法，只适用于居家日常保健和疾病的辅助治疗之用，若有疾病，请先到正规医院治疗，切不可耽误病情。

目录

第三章　特效穴按摩治疗常见病

附录　人体常用穴位速查表

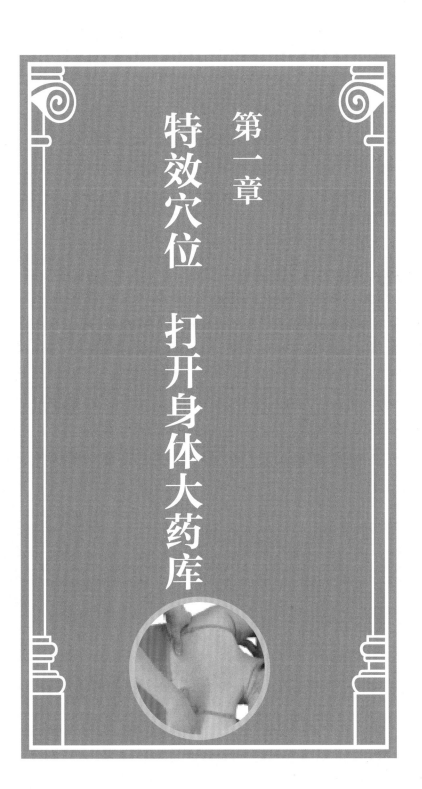

第一章

特效穴位 打开身体大药库

每个穴位都是治病点

当身体出现不适，如头痛、鼻塞、颈肩痛时，你的第一反应是什么？是不是下意识地会用手在疼痛的部位揉一揉、按一按？你有没有想过为什么要这么做呢？也许你不懂中医，不懂经络，不懂穴位，但是，在生活中，你已经在运用这一切了。

经络畅通，百病不生

中医认为，疼痛的产生在于两个方面："不通则痛"，当经络不通、气血运行受阻时，瘀滞、疼痛便出现了；"不荣则痛"，气血不能运行到身体的各部位时，或者气虚不足、不能濡养时，便产生了疼痛。疼痛的产生与经络有十分密切的关系，就像水管里流动的水一样，管道通畅，水流足，整个管道系统才可以正常运行。一旦经络不通或气血运行不畅，疼痛或疾病就产生了。因此，"经脉者，所以决生死，处百病，调虚实，不可不通"。

经络中的"经"，有路径的意思，是直行的主干；"络"有网络的意思，是横行的分支。从字面意思就可以看出，经络不但是气血运行的通道，它同时将人体的脏腑、内外、上下联系起来，构成一个各部分关联紧密的整体。就像地球仪上的经线、纬线一样，但经络的功能远比它复杂得多。

经络主要包括经脉和络脉，经脉有十二经脉、奇经八脉，以及附属于十二经脉的十二筋别、十二经筋、十二皮部；络脉包括十五络脉和难以计数的浮络、孙络等。经络彼此连接、相互联系，将人体的四肢百骸、五脏六腑联络起来。人体通过经络系统调节气血阴阳，从而使机体保持相对平衡。

穴位，经络之气的居所

想要经络畅通，就不能不提到穴位。

穴在汉语中，是窟窿和洞的意思，穴位就是气血停留汇聚的一个个点。经络像一条线，连接各个穴位，为气血的传输提供了通道。

中医将穴位称为"腧穴"，意思就是人体脏腑经络之气输注于体表的特殊部位。"腧"与"输"义通，有传输、输注的意思；"穴"是孔隙的意思。腧穴俗称为穴位。人体的穴位既是疾病的反映点，也是针灸、按摩、拔罐等施术的部位。穴位分别隶属各个经脉，经脉又隶属一定的脏腑，所以说，腧穴、经脉和脏腑之间存在着不可分割的联系。

经络和腧穴有什么作用？经络是气血运行的通路，穴位又是经络气血的居所，因此，想要经络通畅，首先要调动藏在穴位的气血。更重要的是，人体脏腑的疾病可以反映在特定的经络和腧穴上，通过对经络、腧穴相关症状的诊断，便可判断疾病发生的脏腑。反过来，也可以利用经络和腧穴来预防和治疗疾病，通过对穴位的刺激，如针刺、按压、艾灸等，疏通经络的气血，从而达到调节整体气息平衡、阴阳平衡的效果。

现代研究证实，腧穴对机体具有良性的、双向的调节作用，如针刺足三里穴可以治疗腹泻，但同时也可以治疗便秘。所以说，人体的每个穴位，都是治病点，都是人与生俱来的天然"良药"。

人体的穴位共有三种。通常把十二经脉和督脉、任脉合称为十四经，十四经上都有自己的穴位，这些穴位被称为"经穴"，没有归入十四经的穴位称为"经外奇穴"，把身体的一些压痛点称为"阿是穴"，也就是我们前面所说的疼痛的部位其实就是阿是穴。

穴位可谓遍布全身。十四经上的经穴共有 362 个，加上经外奇穴，现在确定名称的穴位有 400 多个。

穴位的治疗作用

穴位是人体气血流注的地方，当人体生理功能失调时，它们又是邪气聚焦的地方，在治病防病的时候，它们又是施术的部位。人们通过对穴位加以刺激，使经脉通畅、气血顺畅、阴阳平衡、脏腑调和，从而达到驱邪治病的目的。

可治疗邻近部位的疾病：简单地说就是治疗穴位所在身体部位的疾病。正如俗语所说的"头痛医头，脚痛医脚"。这是所有穴位都有的治疗作用。例如眼睛周围的睛明穴可以治疗眼睛疾病，胃部周围的中脘穴可以治疗胃部病症。

可治疗远部疾病：这是十四经穴治病的主要表现。在十四经所属的穴位，尤其是十二经脉在四肢肘膝关节以下的穴位，不但能治疗邻近部位的疾病，而且能治疗本经所过的远处部位的疾病。例如，合谷穴不仅能治疗手部的局部病症，而且还能治疗头部、颈部的疾病。

整体治疗作用：有些穴位治疗疾病的作用机制与其他穴位的作用机制是不一样的。它的特点是有双向良性调整作用。例如，腹泻时，按压天枢穴可以起到止泻的作用，便秘时按压天枢穴却可以起到通便的作用；心率过快时，按压内关穴能够减缓心率，而当心动过缓时，按压内关穴可以加快心率。还有些穴位能调治全身性的疾病，这在手足阳明经穴和任脉、督脉经穴中更为多见，如合谷、曲池、大椎可治外感发热，足三里、关元可提高免疫力。这些均属于腧穴的整体治疗作用。

总的来说，穴位治病，不仅可以治疗局部疾病，也可以治疗远部疾病。各种穴位的作用既有特殊性，也有共同性。例如手三阴经的穴位就各有特殊作用，手太阴肺经治肺、咽喉的疾病；手厥阴心包经治心、胃的疾病；手少阴心经治心病，但是它们又都能够治疗胸部疾病。

什么是特效穴

特效穴指的是取穴简单，一学就会，能在短时间内改善病情的穴位。本书针对每个病症选取 2 ~ 3 个，最多不超过 4 个特效穴位，以方便读者能尽快找准穴位，通过自己按摩或由家人按摩，在短时间内迅速缓解病情。

常用取穴方法

手指同身寸法：1寸、3寸怎么取

准确取穴是获得最佳治疗效果的关键。很多读者在看一些保健书籍时总会有一些疑惑，不清楚书中1寸、3寸究竟以什么为标准。其实这里所说的寸不是用尺子测量出来的。古人为了能够准确定位每一个穴位的位置，采用的是"同身寸法"，也称为"骨度法"。就是以每个人自己的身体器官

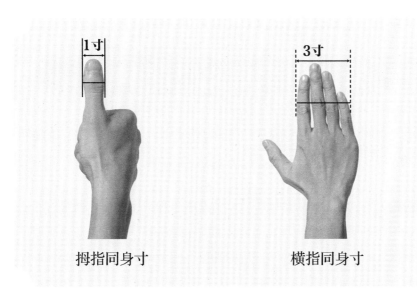

拇指同身寸　　　　　　　　横指同身寸

作为标准确定一个长度，再以这个长度来找穴，这样既容易又准确。目前大多数医者以"拇指指节的横向宽度为1寸，其余四指并拢横向宽度为3寸"来衡量穴位。我们在取穴时，可以采用这种方法，再参考一些快速取穴方法和自己身体酸麻痛的感觉，基本就能做到快速、准确取穴。

桡侧、尺侧是哪里

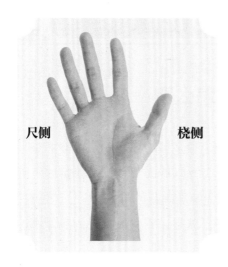

尺侧　　　　　　　桡侧

经络穴位按摩书中经常会提到桡侧、尺侧这两个位置。具体来说，桡侧指的是拇指那一侧，尺侧指的是小指那一侧。也可以这么理解：身体的外侧是桡侧，身体的内侧为尺侧。

按摩的原则及注意事项

按摩的原则：哪痛按哪

"哪痛按哪"是自我保健按摩的一个基本原则。比如指压肝俞穴时，疼痛严重，可能肝脏功能有障碍，可以坚持小心地按摩该区域，加以刺激，促进该部位血液循环，使淤积在该部位的毒素、代谢物质等随尿液排出体外。

如果按压肺部反射区有疼痛感，那么就应坚持按摩这里，这样可以改善肺和支气管的功能，使肺部氧气和二氧化碳的交换更为活跃。同样，头痛时应及时按摩头部穴位，心脏不舒服时则应该按摩心经穴位。

刚柔相济

"刚柔相济"是达到按摩保健治疗效果的关键所在。按摩时，若只注重力度，使用蛮力，不仅不会起到治疗的效果，甚至会对身体造成伤害，只有将力度的运用与按摩的手法技巧结合在一起，使手法既有力又柔和，做到"柔中有刚，刚中有柔，刚柔并济"，才能达到保健治疗的效果。

按摩力度

身体部位不同，穴位的深浅有较大差别。穴位按摩的力度大小原则之一就是要确保力量能够作用于穴位点上，才能获得最佳的保健治疗效果。另外，与男性相比，女性抗疼痛能力较差，因此，女性按摩的力度可以适当降低一个量级。

初次体验穴位按摩的人，很多穴位因为常年瘀滞堵塞，会感觉到疼痛难忍，建议采用较为轻度的按摩手法和力度，每天坚持，循序渐进，1～2周后就会有明显的效果，瘀滞通畅后，穴位点的耐受能力就会增强很多。

家庭按摩注意事项

1. 清洁双手 按摩前要用热水洗手，以保证手的清洁卫生。同时，将手表、戒指等提前摘掉，以免影响按摩操作或划伤皮肤。

2. 修剪指甲 按摩前要修剪指甲并锉平，指甲要与指腹顶端平齐，过长会损伤肌肤，过短则按压穴位无力，影响效果。

3. 调整状态 被按摩者与按摩者的位置要合适，应既舒适又便于操作。同时被按摩者一定要放松，在情绪激动的情况下不要按摩。

4. 注意天气 按摩时，一定要根据当时的天气选择恰当的环境。夏天按摩时应空气流通、气温适中；冬季按摩时室内环境应温暖，而且按摩者的双手一定要是温的，以防被按摩者着凉。

5. 力度适中 按摩手法要轻重合适，并随时观察被按摩者的表情，使被按摩者有舒适感。开始按摩时，手法一定要轻，然后逐渐加大力度，直到被按摩者所能承受的适宜力度。

6. 手法合适 按摩时，一定要注意按摩部位与按摩手法、按摩人群与按摩力度之间的关系。比如，腰臀部力度可大些，前胸、腹部力度要小些；给青壮年人按摩力度可重一些，给老人、小孩按摩力度要轻些；腰部按摩手法不宜过重，不宜用拍法、击法，以免损伤肾脏。

7. 按摩前后不可洗澡 热水冲淋肌肤会加速人体体表血液循环，导致体表充血。按摩也会导致人体肌肤充血，加快血液循环。按摩前后洗澡会使胃部和大脑缺氧，很容易出现虚脱或晕厥的现象。

8. 饭后不宜急于按摩 饱食之后，不要急于按摩，一般在饭后 2 小时左右按摩为宜。

9. 做好护理 按摩时，有些被按摩者容易入睡，应取毛巾被盖好，以防着凉，更不要在风口处按摩。

10. 控制时间 按摩时间以每次 20～30 分钟为宜，按摩次数以 12 次为 1 个疗程。

按摩禁忌

1. 严重内科疾病，如患有严重心、脑、肺疾病等，应慎用或禁用按摩治疗。

2. 传染病，如肝炎、结核等，或某些感染性疾病，如丹毒、骨髓炎等禁用按摩治疗。

3. 恶性肿瘤部位禁用按摩治疗。

4. 伴有出血倾向的血液病患者禁用按摩治疗。

5. 骨折部位不宜按摩治疗。

6. 皮肤疾病，如湿疹、癣、疱疹、疥疮等，禁在患处按摩治疗。

7. 女性在月经期，其腰骶部和腹部不宜做按摩治疗；其他部位需要治疗时，也应以轻柔手法为宜。

8. 年老体弱、久病体虚，或过饥过饱、酒醉之后均不宜或慎用按摩治疗。

按摩时异常情况的处理

1. 治疗部位皮肤疼痛

被按摩者经按摩治疗，局部皮肤出现疼痛等不适的感觉，常见于初次接受按摩治疗的人。主要原因在于按摩者手法不熟练，或者局部按摩时间过长，或手法刺激过重。一般不需要做特别处理，1～2 天内即可自行消失。若疼痛较为剧烈，可在局部热敷。对初次接受按摩治疗的人，应选用轻柔的手法，同时手法刺激不宜过强，局部按摩时间也不宜过长。

2. 皮下出血

被按摩者在接受按摩治疗后，治疗部位皮下出血，局部呈青紫色，出现紫癜及瘀斑。这是由于手法刺激过强，或患者血小板减少，或老年性毛细血管脆性增加等。微量的皮下出血或局部小块青紫时，一般不必处理，可以自行消退；若局部青紫肿痛比较严重，应先行冷敷，待出血停止后，再热敷或轻揉局部以促使局部瘀血消散吸收。手法适当却仍有出血应注意排除血液系统疾病。

3．骨折

手法不当或过于粗暴可引起骨折，按摩时患者突然出现按摩部位剧烈疼痛，不能活动。对老年骨质疏松患者，手法不宜过重，治疗范围应由小到大，不要超过正常生理限度，并注意患者的耐受情况，以免引起骨折。

4. 昏厥

被按摩者晕厥一般有两个原因：一是被按摩者身体虚弱、过度紧张或者过度疲劳、饥饿等；二是按摩者手法太重或者按摩时间太长。这两种情况下，被按摩者常会出现头晕、恶心、面色苍白、四肢发凉、出冷汗甚至昏迷。遇到这种情况时，按摩者应立即停止按摩，将晕厥者安置到通风处平躺，喂一些白开水或糖水，让被按摩者休息一会儿，情况就会好转。晕厥较重的，可以掐水沟穴、按足三里穴、捏合谷穴等，以促使其苏醒。

5. 软组织损伤

一般不需要进行特别处理，1～2天内症状可自行消失。若疼痛较为剧烈，可在局部施行轻柔的按法、揉法、摩法等，并配合热敷。

6. 周围神经损伤

给予各种营养神经类药物，口服活血化瘀、行气止痛的中药，外搽红花油，配合牵引、理疗等综合治疗。

体位正确有助于按摩

正确的体位可使按摩者不容易疲劳，更能使被按摩者感到舒适，可更好地发挥按摩的作用。

端坐位

【体位】端坐，屈膝、屈髋各90°，双脚分开与肩同宽，上肢自然下垂，双手置于大腿上。

【适用部位】适用于头面部、颈项部、肩部、胸部、胁部、背部、腰部疾病的按摩。

仰卧位

【体位】去枕或低枕，面部朝上，上肢自然置于体侧，下肢自然伸直。根据按摩需要可随时调整下肢的位置。

【适用部位】适用于头面部、颈项部、胸部、腹部、下肢疾病的按摩。

侧卧位

【体位】身体一侧在下，双腿自然弯曲，或下侧腿伸直，上侧腿弯曲；下侧上肢屈肩、屈肘各90°，上侧上肢自然垂直，置于体侧或撑于体前床面。

【适用部位】适用于头部、颈项部、肩部、上肢、胁部、背部、腰部、髋部、下肢疾病的按摩。

俯卧位

【体位】腹部向下，去枕，面朝下，或头歪向一侧，双下肢自然伸直，上肢置于体侧或屈肘置于面部下方，根据按摩需要，可随时调整上下肢的

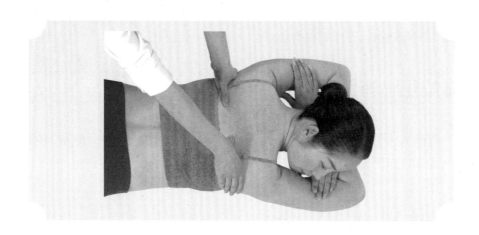

位置。

【适用部位】适用于头部、颈项部、背部、腰部、臀部、下肢疾病的按摩。

使用按摩介质可提高疗效

在进行按摩时，为了保护皮肤和增强效果，可以适当选择一些按摩介质。在按摩时将介质涂在被按摩者的肌肤上，不但能减少按摩过程中产生的摩擦，同时也能借助药物的渗透作用，增强按摩的功效。

家庭按摩常用的按摩介质主要是油类、膏粉类物品。

【按摩膏】具有润肤作用，适用于皮肤干燥者。

【滑石粉】具有祛湿作用，适合在夏天天热多汗时使用，尤其适合容易出汗的肌肤。

【葱姜汁】具有驱寒理气、温经通脉的作用，适用于受寒气滞者。

【白酒】具有活血通络、温经止痛的作用，适用于跌打损伤导致的疼痛以及其他外伤引起的肿痛。

【鸡蛋清】具有滋养肌肤的作用，适用于面部按摩。

【红花油】具有通经活血、止痛的作用，适用于关节、肌肉扭伤。

【芝麻油】具有活血补益、清热解毒的作用，适用于婴儿、老年体弱者和病后体弱者。

家庭按摩的辅助用品

【梳子】用梳子缓慢地梳理头发，逐渐加大力度，注意节奏感。此方法能改善头部血液循环，消除头部、眼部疲劳，同时也具有护发的功效。选用木质或牛角宽齿梳子最佳。

【牙签】用橡皮筋将20～30支牙签绑成一束可成为很好的按摩工具。此

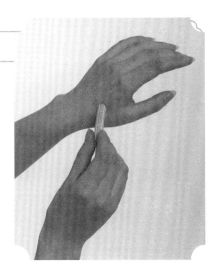

法适合用来刺激儿童及体力较差的患者。用牙签较平的一端来刺激鼻翼两侧的穴位能起到改善鼻塞的功效，刺激颈后穴位具有改善体质的效果。

【圆珠笔】用笔的顶端点压或按压穴位。按压 3～5 秒钟后休息 3 分钟，如此循环重复几次。不要使用笔尖部位。

【雨伞】使用带勾状把手的雨伞可以按摩背部等自己难以触及的穴位。用雨伞把手抵住肩背部，抓住雨伞的中间部位往前方用力拉，感到酸麻胀的地方就是穴位。

【毛巾】用温热的湿毛巾缠绕并摩擦脖子、手腕、足踝等处，能加快这些部位的血液循环，增加机体灵活度。按摩时，毛巾不可太热，以免损伤皮肤。

【牙刷】儿童肌肤娇嫩，按压刺激强烈会造成皮肤损伤，家里废弃的旧牙刷可以用来对儿童或成人皮肤娇嫩部位进行按摩。注意牙刷柄端要光滑，确保刺激柔和。

【吹风机】用吹风机在距离皮肤 10 厘米处对着穴位吹热风，并轻轻摇动吹风机来刺激。当受风寒或感冒时，可用吹风机吹热颈部后下方。不要让热风固定吹同一处，也不要距离皮肤太近，尽量不使用强风。

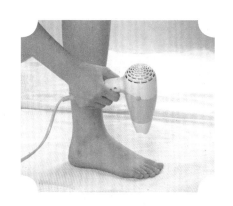

【夹子】用力度合适的夹子夹住疼痛部位，可以起到与捏法同样的效果。

【热水袋】将热水袋放于肌肉紧张的疼痛部位，可缓解肌肉僵硬不适，但要注意水温合适，不要过烫，且要用毛巾包住。

【热水杯】将尚有余热的杯子放在眼眶上，温热一段时间，可消除眼疲劳，同时让热蒸气进入眼中，效果更佳。注意防烫伤。

【米粒】将米粒用胶布固定于疼痛处、穴位或反射区，可以起到长时间按摩的作用。如有条件，可用王不留行代替米粒，效果更好。

穴位按摩的常用手法

按摩手法有很多种，对于初学者而言，一定要选对按摩手法，因为不同的按摩手法所产生的刺激作用是不一样的，治疗作用也不一样。现在将常用而且简单易学的几种按摩手法介绍如下。

按法

用指、掌、肘或肢体其他部分着力于皮肤上。由轻到重逐渐用力按压在被按摩的部位或穴位，停留一段时间，再由重到轻缓缓放松。根据施按部位的不同，一般有指按法、掌按法、指掌按法及肘按法四类。按法具有舒筋活络、放松肌肉、消除疲劳、活血止痛、整骨复位等作用。

指按法：用拇指或食指、中指、无名指指腹着力，按压体表某一部位或穴位。指按法穴位要选准，用力以被按摩者有酸、胀、热、麻等感觉为度。常在指按法后进行拇指揉法的操作，以提高按摩效果及缓解用力按压后的不适感。适用于全身各部穴位。

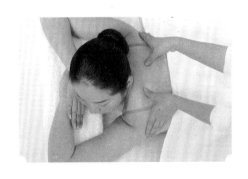

掌按法：用单掌或双掌掌面（或掌根）或双掌重叠按压体表某一部位。适用于腰背部、肩部及四肢肌肉僵硬或发紧处，以及关节处，如腕关节、踝关节等。

指掌按法：先将手指放在穴位或被按摩处，然后将另一手的手掌按在手指上进行按压，手指和手掌

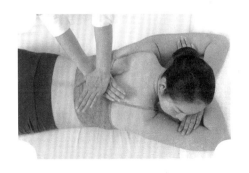

同时用力。适用于腰背部、肩部、指按或掌按力度难以达到的部位。

　　肘按法：以肘尖代替指或掌进行按压。适用于腰背部、臀部、大腿等肌肉丰厚部位。

揉法

　　用手的不同部位，常用的有手掌、掌根、大鱼际、小鱼际、拇指或四指指腹等，着力于一定的部位，做圆形或螺旋形的揉动，以带动该处的皮下组织随手指或掌的揉动而滑动的手法。常与按法结合使用。揉法具有加速血液循环、改善局部组织的新陈代谢、活血散瘀、缓解痉挛、软化瘢痕、缓和强手法刺激和减轻疼痛的作用。无论使用哪一种揉法，都要以腕关节连同前臂或整个手臂做小幅度回旋活动，不要过分牵扯周围皮肤，接触部位要像粘在皮肤上一样，不能因为用力而摩动。

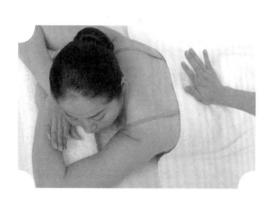
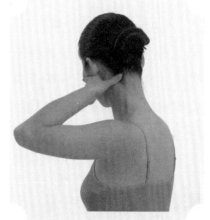

推法

　　以指、掌、拳或肘部着力于体表一定部位上，做前后、上下、左右的直线或弧形推动的方法，称为推法。轻推法具有镇静止痛、缓和不适等作用，用于按摩开始和结束时，以及穿插于其他手

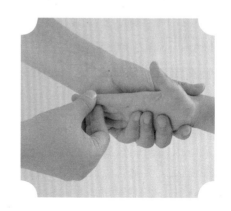

法之间。重推法具有疏通经络、理筋整复、活血散瘀、缓解痉挛、加速静脉血和淋巴液回流等作用。适用于四肢及腰背部。

拍法

以手指、手掌为施术部位，对体表一定部位进行平稳而有节奏的拍打动作，称为拍法。拍法具有舒筋活络、行气活血、宣散邪气等作用，可治疗四肢麻木、半身不遂、肌肉萎缩、风湿性疼痛、局部反应迟钝、肌肉痉挛等。适用于肩背、腰臀及下肢部。

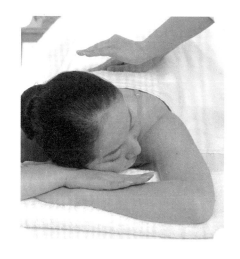

捏法

拇指外展，其余四指并拢，手成钳形，捏拿体表一定部位，做环形旋转的揉捏动作。可促进局部组织血液循环和新陈代谢，增加肌力和防治肌肉萎缩，缓解肌肉痉挛，消除肌肉疲劳，活血散瘀、止痛等。捏法常与揉法交替使用。适用于颈项、四肢及背脊、臀部等肌肉肥厚处。

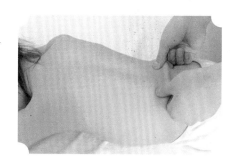

点法

用手指着力于体表，逐渐用力下压的一种以指代针的手法。拇指点是用拇指端点压体表。屈指点要屈拇指，用拇指指间关节桡侧点压体表，或屈食指，用食指近侧指间关节点压体表。点法具有开通闭塞、活血止痛、调整脏腑功能的作用。对脘腹挛

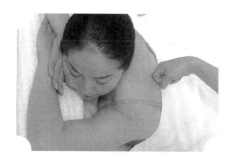

痛、腰腿痛等病症常用本法治疗。常用在肌肉较薄的骨缝处、穴位处等。

抖法

用双手或单手握住患肢远端，做上下左右的小幅度颤动，使关节产生疏松感的手法。上肢可做上下左右的抖动，下肢一般可做上下抖动。抖动肌肉时，用手轻轻抓住肌肉，进行短时间的左右快速抖动。抖法具有放松肌肉、滑利关节的作用。一般作为治疗的结束性手法。用于治疗四肢关节疼痛、肌肉疲劳、运动功能障碍。适用于上肢、下肢、肌肉肥厚部位。

击法

按摩者五指微屈，用五指指端击打穴位，也叫"叩法"，也可以使用按摩器械击打。击法能减缓疲劳、疏通经络气血，按摩者疲劳时，可用此法稍作休息，同时也能达到按摩效果。多用于腰背部、头部和四肢。

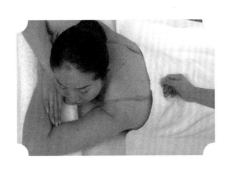

滚法

用小指、无名指、中指的掌指关节突起部分着力于皮肤上，通过腕关节的伸屈和前臂旋转，做持续不断的往返滚动。本法具有活血散瘀、消肿止痛、缓解肌肉痉挛的作用，可增强肌肉的活动能力和韧带的柔韧性，促进血液循环及消除肌肉疲劳。适用于肩背、腰骶及四肢等肌肉较肥厚部位。

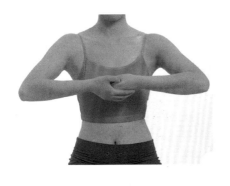

掐法

用拇指指端着力，对一定的部位或穴位，用持续或间断的力垂直向下按压，用力逐渐加重，掐后轻揉局部以缓解不适感。掐法具有消肿、防止粘连及开窍醒脑、回阳救逆、提神解痉、行气通络的作用，可消除局部肿胀，常用于急救。常用于水沟穴（人中穴）或十宣穴等较敏感的穴位。

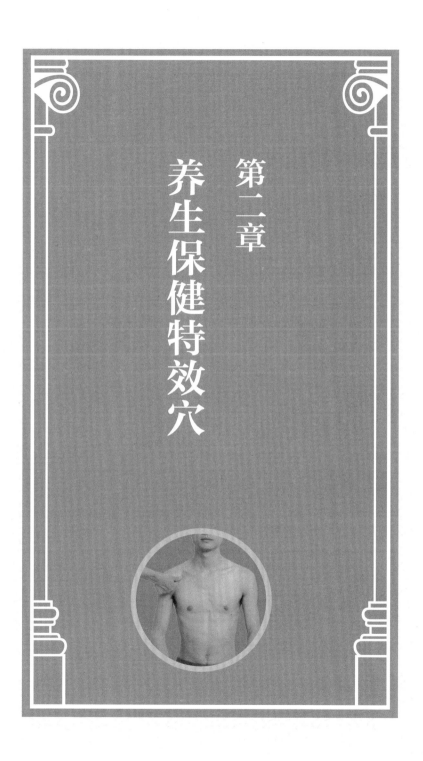

第二章

养生保健特效穴

肺经特效穴

中府穴 止咳平喘，清泻肺热

【定位】中府穴位于胸部，横平第1肋间隙，锁骨下窝外侧，前正中线旁开6寸。

【主治】支气管炎，肺炎，咳嗽，气喘，胸肺胀满，胸痛，肩背痛。

【配伍】配肺俞治哮喘、外感咳嗽；配肩髎治肩痛；配大杼治胸热。

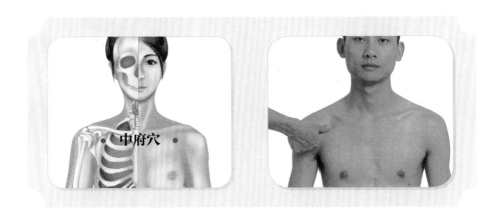

中府穴

【功效】中府穴是肺经的起始穴，为中气所聚，又为肺之募穴，脏气结聚之处，是调理气血的重要穴位。按摩此穴有肃降肺气、止咳平喘、清泻肺热、健脾补气的功效。日常保健时可拍打中府穴，也可和云门穴交替使用。把双手搓热，先用左掌心对准右侧云门穴拍打，再用右手掌心对准左侧中府穴拍打，左右手交替拍打各7次。拍打时，用力要适中，速度要均匀。拍打此穴，可直接震动手太阴肺经穴，止咳平喘的效果非常好。

列缺穴 宣肺疏风，通调任脉

【定位】列缺穴位于前臂，腕掌侧远端横纹上1.5寸，拇短伸肌腱与拇长展肌腱之间，拇长展肌腱沟的凹陷中。

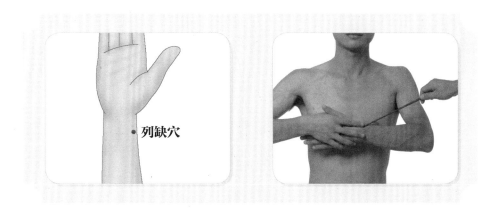

　　【主治】神经性头痛，齿痛，咳嗽，哮喘，感冒，支气管炎，鼻炎，健忘，惊悸，半身不遂，落枕。

　　【配伍】配风池、风门治感冒、咳嗽、头痛；配合谷、外关治项强；配照海治咽喉疼痛。

　　【功效】列缺穴是肺经和大肠经的络穴，患有头痛、头晕、咳嗽、咽喉肿痛等颈项部位病症者，刺激列缺穴都有较好的效果。列缺穴的保健手法是弹拨。弹拨的手法是在穴位处进行横向推搓揉动，使肌肉、筋腱来回移动，以有酸胀感为佳。平时感到脖子不适，发现脖子僵硬疼痛，就可以拨动列缺穴，不适感就会迅速减轻。

大肠经特效穴

合谷穴　镇静止痛，通经活络

　　【定位】合谷穴位于手背，第2掌骨桡侧的中点处。

　　【主治】头痛，头晕，耳鸣，耳聋，鼻炎，扁桃体炎，视力模糊，呼吸困难，虚脱，神经衰弱，痛经，经闭，胃痛，腹痛。

　　【配伍】配三阴交治痛经；配血海治荨麻疹。

　　【功效】合谷是人体第二保健大穴，用拇指指腹垂直按压本穴，每天坚持，有行气止痛、稳定血压、镇定精神的作用。冬、秋以及夏秋之交时

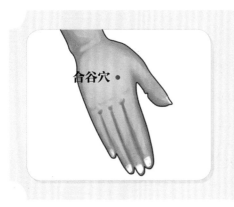

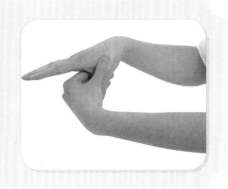

适宜艾灸合谷，艾灸时拿着艾条在距离穴位约两指的地方进行温和灸；春、夏季节适合按揉合谷，按揉时有酸胀的感觉为度，但要注意的是体质较差的患者，不宜给予较强的刺激，孕妇不宜按摩合谷穴。

曲池穴 疏风清热，调和营卫

【定位】曲池穴位于肘区，尺泽与肱骨外上髁连线的中点凹陷处。

【主治】手臂痹痛，上肢不遂，热病，眩晕，呕吐，腹痛，腹泻，咽喉肿痛，目赤肿痛，牙痛，湿疹，瘰疬，癫狂等。

【配伍】配肩髃、外关治上肢痿痹；配合谷、血海、委中、膈俞治丹毒、荨麻疹；配合谷、外关治感冒。

【功效】曲池是秋季的护肺宝穴，有很好的清热作用。用拇指指腹垂直按压本穴，每次 1 ～ 3 分钟，具有很好的清热泻火作用。本穴为手阳明大肠经合穴，具祛风湿、利关节、止痹痛之功，也是治疗上肢臂痛筋缓，或半身不遂、漏肩风、肩臂不举等经络病症的常用穴。需要注意的是，此穴容易造成流产，孕妇禁用。

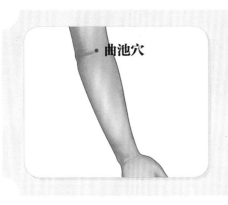

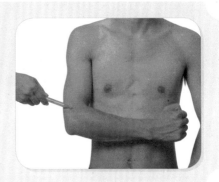

胃经特效穴

四白穴 散风明目，通经活络

【定位】四白穴位于面部，眶下孔处。

【主治】目赤痛痒，眼睑动，口眼歪斜，头痛，眩晕，面肌痉挛。

【配伍】配阳白、地仓、颊车、合谷治口眼歪斜；配攒竹治眼睑动。

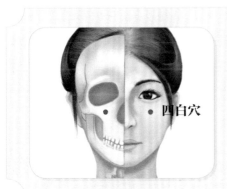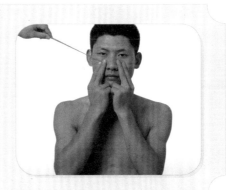

【功效】四白穴位于眼睛正下方，具有祛风明目、通络止痛之功效，善治各种目疾及面部疾病，能改善眼睛功能，对于近视、色盲等眼部疾病有很好的疗效。四白穴又称美白穴，疏通四白穴，能消除脸上斑点和小皱纹，使皮肤白里透红、自然润泽。配合按摩眼周围的穴位，不但可以治疗视力模糊、眼病，还能改善黑眼圈。

足三里穴 调理脾胃，补中益气

【定位】足三里穴位于小腿外侧，犊鼻下 3 寸，犊鼻与解溪连线上。

【主治】胃痛，呕吐，下肢痿痹，癫狂，乳痈，肠痈，食欲不振，腹泻，便秘。

【配伍】配中脘、内关治胃脘痛；配脾俞、气海、肾俞治腹泻。

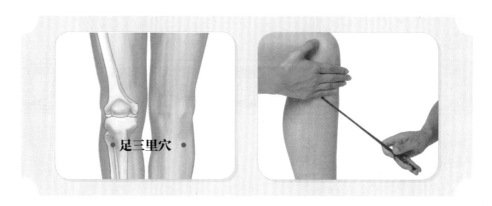

足三里穴

【功效】足三里穴是足阳明胃经的合穴，为常用的防病保健要穴。本穴除具有补脾益气、和胃调中的作用外，还有镇静醒神、理气止痛之功。经常刺激足三里，能够促进机体的新陈代谢，增强消化、吸收及免疫功能，还能消除疲劳、延年益寿。足三里既能补脾胃之气，又能补元气。用足三里保健，最好是艾灸，每次用艾条灸 20 ～ 30 分钟。也可用拇指指腹垂直按摩本穴，每天按摩 5 ～ 10 分钟。

脾经特效穴

三阴交穴 健脾和胃，调经止带

【定位】三阴交穴位于小腿内侧，内踝尖上 3 寸，胫骨内侧缘后际。

【主治】月经不调，崩漏，痛经，遗精，早泄，疝气，泄泻，肠鸣，腹胀，腹泻，下肢痿痹，高血压，失眠，头晕。

【配伍】配中极、天枢、行间治月经不调。

【功效】三阴交是脾经上元气的"仓库"，刺激三阴交能够调节经络气血运行，激发脾胃功能，从而使脾胃运化营养物质的功能增强。经常用拇指指尖垂直按压本穴，能有效防治失眠、神经衰弱，有助于调补肝、脾、肾三经气血，远离妇科炎症。

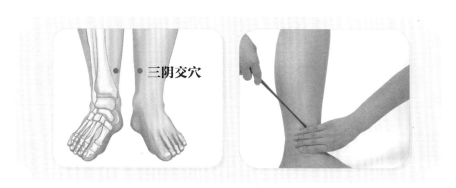

三阴交穴

阴陵泉穴 健脾理气，通经活络

【定位】阴陵泉穴位于小腿内侧，胫骨内侧髁下缘与胫骨内侧缘之间的凹陷中。

【主治】小便不利，水肿，黄疸，腹胀，泄泻，痛经，膝痛，便秘，尿频，失眠。

【配伍】配三阴交治腹寒；配水分治水肿。

【功效】阴陵泉穴是足太阴脾经之合穴，擅长健脾利湿，为祛湿化痰要穴，善治湿邪为患的疾病。《杂病穴法歌》中说："小便不通阴陵泉"，可见此穴对于泌尿系统诸病有独特的治疗效果。用拇指指腹按压本穴，每次左右各 1 ～ 3 分钟，每天坚持按摩，能有效缓解下肢麻痹，疏通血脉，保养膝关节。

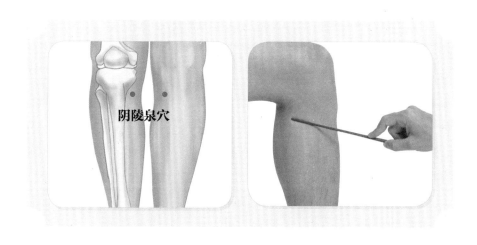

阴陵泉穴

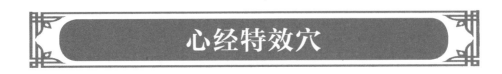

心经特效穴

少海穴 理气通络，益心安神

【定位】少海穴位于肘前区，横平肘横纹，肱骨内上髁前缘。

【主治】心痛，癔症，肘臂挛痛，臂麻手颤，牙痛，头项痛，腋胁部痛，瘰疬。

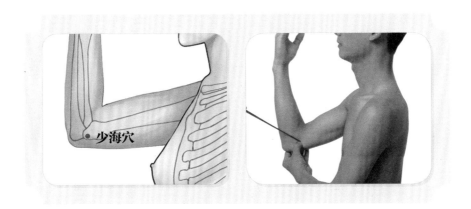

少海穴

【配伍】配合谷、内庭治牙痛；配后溪治手颤、肘臂疼痛。

【功效】少海穴属手少阴心经，可疏经止痛、活血散结、宁心安神。多用于治疗心痛、胸胁痛、肋间神经痛、尺神经麻痹等疾病。用拇指指腹按压本穴，每次 1～3 分钟，每天坚持按摩，可以预防手臂挛痛，增强心脏功能。

神门穴 安神宁心，通经活络

【定位】神门穴位于腕前区，腕掌侧远端横纹尺侧端，尺侧腕屈肌腱的桡侧缘。

【主治】心烦，失眠，心悸，心绞痛，多梦，健忘。

【配伍】配内关、心俞治心绞痛；配内关、三阴交治失眠。

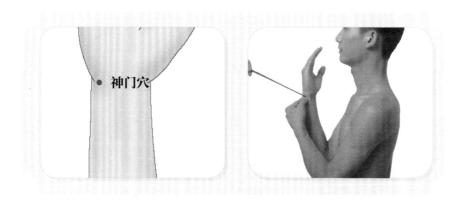

【功效】神门穴属手少阴心经，可通经止痛、活血散结、宁心安神。多用于治疗心痛、胸胁痛、健忘、失眠、心烦等疾病。

小肠经特效穴

后溪穴　清心安神，通经活络

【定位】后溪穴位于手内侧，第 5 掌指关节尺侧近端赤白肉际凹陷中。

【主治】腰痛，头痛，目赤，耳聋，咽喉肿痛，手指及肘臂挛痛，癫狂痫，疟疾。

【配伍】配翳风、听宫治耳鸣、耳聋。

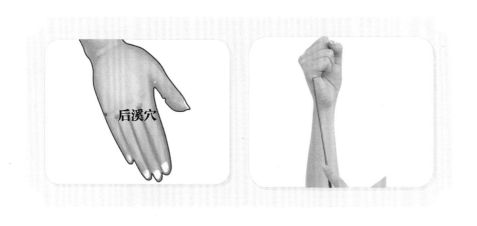

【功效】后溪穴为手太阳小肠经的输穴，又为八脉交会之一，通于督脉小肠经。有舒经利窍、宁神之功。经常使用电脑的上班族，可以把双手后溪穴的位置放在桌子沿上，用腕关节带动双手，轻松地来回滚动，即可达到刺激效果。在滚动当中，会感到轻微的酸痛。每天按摩刺激 3 ～ 5 分钟，长期坚持，对颈椎、腰椎有着非常好的保健作用，对保护视力也很好。

听宫穴　聪耳开窍，宁神定志

【定位】听宫穴位于头部侧面耳屏前部，耳珠平行缺口凹陷中，耳门穴的稍下方即是。

【主治】耳鸣，耳聋，中耳炎，外耳道炎，头痛，头晕。

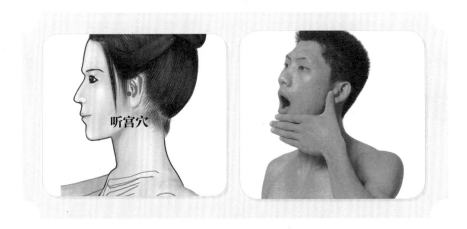

【配伍】配翳风、中渚治耳鸣、耳聋。

【功效】听宫穴是手少阳、足少阳和手太阳三经交会之处，有聪耳开窍、宁神定志的功效，经常按压此穴，可缓解耳鸣、耳聋、头痛等症状。老年人经常用手指对听宫穴进行点按（一按一松）可以预防听力衰退。中耳炎患者在接受正规治疗的同时，也可用通过按摩听宫穴来改善病情。

膀胱经特效穴

天柱穴 疏风清头，通经活络

【定位】天柱穴位于颈后区，横平第2颈椎棘突上际，斜方肌外缘凹陷中。

【主治】头晕，目眩，头痛，项强，肩背痛，鼻塞，癫狂痫，热病。

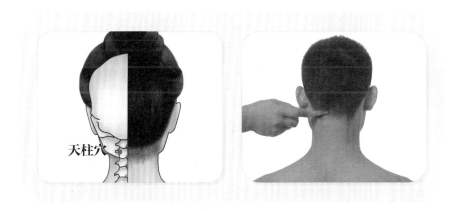

天柱穴

【配伍】配大椎、列缺治头项强痛。

【功效】天柱穴为足太阳经颈项区穴位，是足太阳经络之气所入之处，且本穴位于头面与脑之间的"头气街"中，具有通行气血、舒筋通络、补精填髓、清热明目之效。其治疗病症相当广泛，是治疗头部、颈部、脊椎以及神经类疾病的首选穴之一。经常按摩天柱穴，可以改善脑部血液循环，通畅气血，调和百脉，使人处于精神饱满的最佳状态中。刺激天柱穴可以有效改善抑郁症。先放松身体，用双手在天柱穴交换劈10下，每天重复5～10次。

肺俞穴 养阴清热，调理肺气

【定位】肺俞穴位于脊柱区，第3胸椎棘突下，后正中线旁开1.5寸。

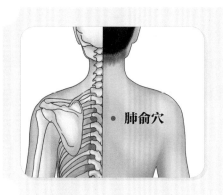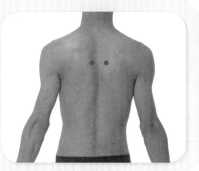

【主治】发热，咳嗽，咯血，盗汗，鼻塞，毛发脱落，瘾疹。

【配伍】配风门治咳嗽、气喘；配合谷、迎香治鼻疾。

【功效】肺俞穴属足太阳膀胱经穴，是肺的背俞穴，为肺经之气输注于背部之处，主一身之表，可以治疗呼吸系统的病症。现代研究证实，针刺肺俞穴可以增强呼吸功能，减小气道阻力，增加肺的通气量和肺活量，促进支气管内炎性物质的吸收。在肺炎、哮喘患者的肺俞穴处，常常有圆形结节，或者压痛。用手掌反复摩擦、敲捶本穴，每次 1～3 分钟，长期坚持按摩，能增强肺活量，调节呼吸功能，远离肺部疾病。

肝俞穴　疏肝理气，养血明目

【定位】肝俞穴位于脊柱区，第 9 胸椎棘突下，后正中线旁开 1.5 寸。

【主治】胁痛，黄疸，目疾，癫狂，脊背痛。

【配伍】配商阳、光明治目视不清；配脾俞、志室治两胁胀痛。

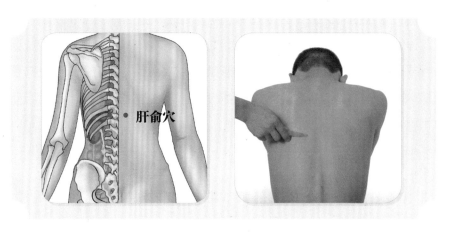

【功效】肝俞穴是肝之背俞穴，为肝经之气输注之处，具有养血统血、清热利胆的作用。中医认为肝藏血，具有储存血液和调节血量的功能，对肝俞进行刺激，能增强肝脏的藏血和调节血量的功能。肝俞是养肝不可缺少的穴位。膈俞和肝俞配伍使用，既养血，又活血。肝俞与太冲搭配，能够补肝阴，养肝柔肝。艾灸此穴的效果很不错，可以经常用艾条灸，每次10 ～ 20 分钟。

委中穴　舒筋利节，清热解毒

【定位】委中穴位于膝后区，腘横纹中点。

【主治】腰背疼痛，腘筋挛急，半身不遂，下肢痿痹，丹毒，皮疹，腹痛，吐泻，遗尿，小便不利。

【配伍】配肾俞、阳陵泉、腰阳关治腰痛。

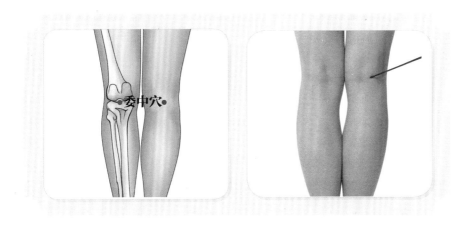

【功效】委中穴为足太阳膀胱经合穴，具有强腰止痛、活血通络的作用。委中穴是治疗腰背疾病的常用要穴，中医治病自古就有"腰背委中求"的经验。委中穴具有散瘀活血、清热解毒的功效，针刺委中穴对实热证引起的腰痛、泄泻等效果很好。

肾经特效穴

涌泉穴 滋阴息风，醒脑开窍

【定位】涌泉穴位于足底，屈足卷趾时足心最凹陷处。

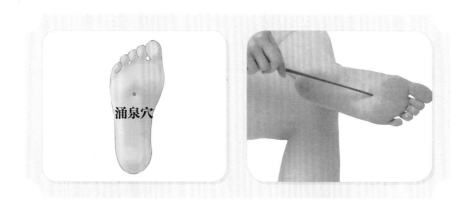

【主治】头痛，头晕，目眩，失眠，昏厥，中暑，小儿惊风，大便困难，小便不利，足心热，咽喉痛，舌干。

【配伍】配然谷治喉痹；配阴陵泉治热病；配水沟、照海治癫痫。

【功效】涌泉穴是足少阴肾经位于肢体末端的井穴，是肾经经气的起始部位。肾为人体阴阳精血之根，足少阴肾经的分支经过肺，具有泻热作用，因此刺激此穴，可以清肺止鼻出血。用拇指指腹按揉本穴，每次3～5分钟，长期坚持按摩，可以治疗失眠，强身健体，延年益寿。

太溪穴 滋阴益肾，壮阳强腰

【定位】太溪穴位于踝区，内踝尖与跟腱之间的凹陷中。

【主治】头痛，目眩，咽喉肿痛，月经不调，失眠，健忘，遗精，阳痿。

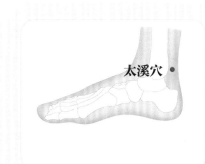

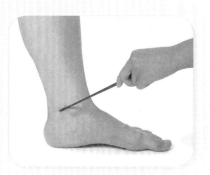

【配伍】配飞扬治头痛、目眩；配肾俞、志室治遗精。

【功效】太溪是肾经上的重要穴位，肾经与脑、脊髓有着密切关系，刺激此穴可以调节人体的神经活动，可起到固肾强腰膝的作用。用拇指指腹揉按本穴，每次3～5分钟，长期坚持按摩，可缓解由于肾虚而引起的腰膝酸软、手脚冰冷等症状，还可以调节睡眠，改善健忘。

心包经特效穴

内关穴　宽胸理气，宁心安神

【定位】内关穴位于前臂前区，腕掌侧远端横纹上2寸，掌长肌腱与桡侧腕屈肌腱之间。

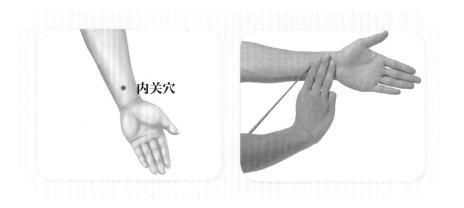

【主治】心痛，胸痛，胃痛，呕吐，呃逆，失眠，癫狂，眩晕，脑卒中，肘臂挛痛。

【配伍】配外关、曲池治上肢疼痛；配中脘、足三里治胃脘痛、呕吐。内关与神门相配，能够宁心安神，是治疗失眠的效穴。

【功效】内关穴是手厥阴心包经的络穴。心包有代心受邪的作用，用心包经的络穴调节心包的功能，也就是在调节心脏的功能。晕车、晕船的人可以在乘坐这些交通工具前，在内关穴上敷贴一片新鲜的生姜，用纱布固定，可减轻人的平衡功能失调，降低晕动病的发生。

劳宫穴 清心开窍，除烦泻热

【定位】劳宫穴位于掌区，横平第 3 掌指关节近端，第 2、第 3 掌骨之间偏于第 3 掌骨。

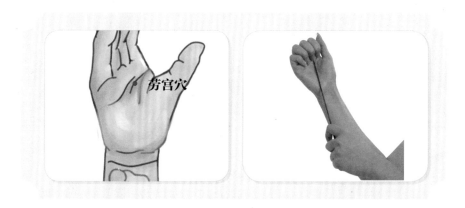

劳宫穴

【主治】中风昏迷，中暑，心痛，呕吐，口疮，鹅掌风。

【配伍】配水沟、十宣、曲泽、委中治昏迷。

【功效】劳宫穴是手厥阴心包经的荥穴，对热病具有很好地预防和治疗效果。刺激劳宫穴可以采用按揉的方式，用拇指指腹按揉劳宫穴 100 ～ 200 次，以穴位局部有明显的酸胀感为度。每天一次长期坚持按摩，能够起到有效缓解、预防治疗心绞痛的作用。

三焦经特效穴

阳池穴 和解少阳，益阴增液

【定位】阳池穴位于腕背横纹中，当指伸肌腱的尺侧缘凹陷处。

【主治】腕痛无力，肩臂痛不得举，耳聋，耳鸣，眼睛红肿，咽喉肿痛，糖尿病。

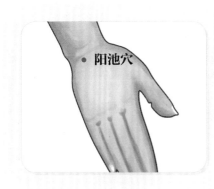
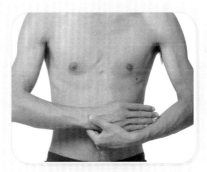

阳池穴

【配伍】配合谷、曲池治手臂疼痛。

【功效】阳池穴属手少阳三焦经腧穴，是支配人体全身血液循环和激素分泌的重要穴位，长期按压对糖尿病具有改善作用。在中医中，许多穴位是两两相对、互相匹配的。阳池穴和大陵穴就是这样一对穴，都在手腕上，一前一后保护着腕关节。长期使用电脑的人，工作间隙可以用一手刺激另一手的穴位，可以缓解手腕疲劳。或用拇指指端垂直用力按压阳池穴，每天坚持按摩，能促进血液循环，改善手脚冰冷、阳虚、气虚症状，还能预防糖尿病。

耳门穴 开窍聪耳，泻热活络

【定位】在耳区，耳屏上切迹与下颌骨髁突之间的凹陷中。正坐，耳屏

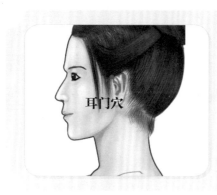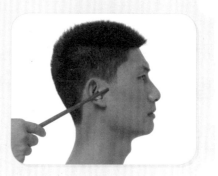

上缘前方，张口有凹陷处。

【主治】耳鸣，耳聋，聤耳，牙痛，颈颔痛。

【配伍】配丝竹空治牙痛。

【功效】耳门穴属手少阳三焦经穴，如同三焦经气血出入耳的门户，故名耳门，有聪耳开窍、泄热活络的功效，按摩此穴，可治疗耳鸣、耳聋等耳部疾患。感冒后耳朵堵得厉害，每天按揉双侧风池和耳门 3 分钟，1 周之后，症状即会消失。如果突然耳朵里嗡嗡作响、听力下降，每天再按揉两侧太溪和耳门 3 ～ 5 分钟，坚持 1 周症状就会消失。

胆经特效穴

风池穴 祛风解毒，通利官窍

【定位】风池穴位于项后区，后脑勺枕骨下面的凹陷部位。

【主治】头痛，眩晕，颈项强痛，感冒，中风，癫痫，口眼歪斜。

【配伍】配合谷、丝竹空治头痛；配百会、太冲、水沟、足三里、十宣治脑卒中。

【功效】风池主治一切风病，是治疗风病的要穴、大穴。风池既可以祛外风，又可以熄内风。感冒头痛、咽喉肿痛、高血压，和头部有关系的疾病，基本都可以用风池。五官科疾病也可以用风池，尤其是眼病、耳病。

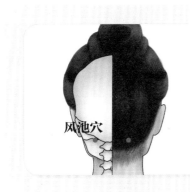
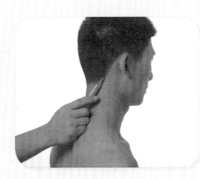

平日里缓慢地用力按压风池，按到酸胀为止，经常做一做，能明目、预防眼疾。每天坚持按揉风池穴，还可以预防感冒。

环跳穴 疏通经络，活血止痛

【定位】在股外侧部，侧卧屈股，当股骨大转子最凸点与骶骨裂孔的连线的外 1/3 与中 1/3 交点处。

【主治】腰胯疼痛，半身不遂，下肢痿痹，风疹，膝踝肿痛不能转侧。

【配伍】配居髎、委中、悬钟治风寒湿痹证；配风池、曲池治风疹。

【功效】环跳穴是足少阳胆经的经穴，是足少阳、太阳经之交会穴。穴在臀部。主下肢动作，指下肢屈膝屈髋环曲跳跃时，足跟可触及此穴，故名。同时经此穴治疗可使下肢疾病好转，做环曲跳跃运动。用中指指腹轻缓按揉本穴，每次 3 分钟，长期坚持，能疏通下半身经络，预防下肢痿痹、半身不遂。针灸此穴，效果更好。

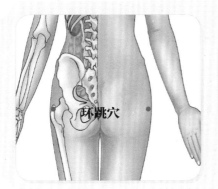
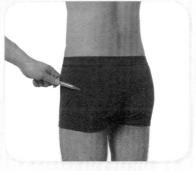

肝经特效穴

太冲穴 疏肝利胆，息风宁神

【定位】太冲穴位于足背，第1、第2跖骨间，跖骨底结合部前方凹陷中或触及动脉搏动处。

【主治】头痛，眩晕，目赤肿痛，口眼歪斜，郁证，胁痛，腹胀，呃逆，下肢痿痹，足跗肿痛，月经不调，崩漏，疝气，遗尿，癫痫，小儿惊风。

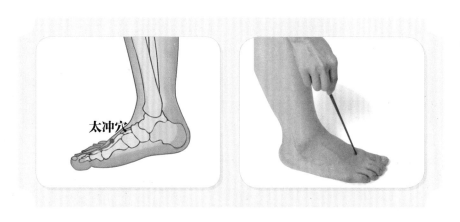

太冲穴

【配伍】配间使、鸠尾、心俞、肝俞治癫狂痫。

【功效】太冲穴是足厥阴肝经的原穴，主要作用是疏肝理气、通经活络、醒脑开窍、镇惊宁神。春季可每天按摩此穴10～30分钟。按摩此穴符合肝的特性，就像蚯蚓给小草松土一样，能使脏腑之气舒畅，调畅气血。

行间穴 调理肝肾，清热息风

【定位】行间穴在足背，第1、第2趾间，趾蹼缘后方赤白肉际处。

【主治】目赤肿痛，青盲，中风，癫痫，月经不调，痛经，崩漏，带下，小便不利，尿痛。

【配伍】配太冲、合谷、风池治眩晕、头痛。

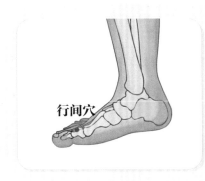

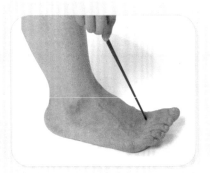

【功效】行间穴，能够祛肝经之火，有清热泻火的功效。心火偏重、容易上火的人平日里要多按摩行间，不要拘泥于时间和形式，可以用拇指按揉，也可以一脚踩着另一脚的穴位按揉，如果心肝火过旺，还可以针灸此穴。

督脉特效穴

大椎穴 解表清热，截疟止痫

【定位】大椎穴位于脊柱区，第7颈椎棘突下凹陷中，后正中线上。

【主治】脊痛，颈项强痛，落枕，癫狂，头痛，咳嗽，气喘，热病，疟疾，风疹，痤疮。解表清热，截疟止痫。

【配伍】配合谷、中冲治伤寒发热、头昏；配腰俞治疟疾。

【功效】大椎是解表退热的常用穴，尤其善治由外感寒邪导致的热病。

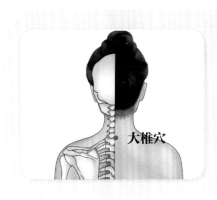

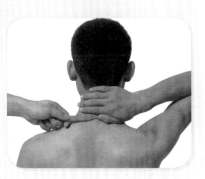

使用大椎清热解毒，最好的方法就是对大椎针刺放血。先对穴位处皮肤和针具简单消毒，再用三棱针或者采血针点刺穴位处，然后迅速挤出 3 ～ 5 滴血，退热效果很明显。如果针刺放血后再拔火罐，退热效果更强。

百会穴　开窍宁神，升阳固脱

【定位】百会穴位于头部，前发际正中直上 5 寸。

【主治】头痛，眩晕，失眠，健忘，癫狂，目眩，失语，脑卒中，半身不遂，耳鸣，脱肛，胃下垂，子宫脱垂。

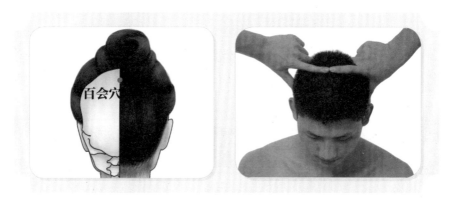

【配伍】配四神聪、神门、三阴交治失眠；配大椎、人中、神门治癫痫。

【功效】百会有提阳气、醒神开窍的作用，能够治疗气虚不足、肝火旺盛、风邪侵袭引起的各种头昏、头痛，是治疗头项痛的首选穴。经常艾灸或按摩百会穴有提升阳气的作用。每天坚持按摩或艾灸此穴可缓解头痛、失眠症状。

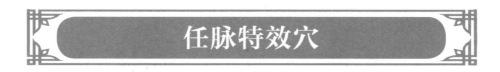

任脉特效穴

关元穴　培元固本，补益下焦

【定位】关元穴位于下腹部，脐中下 3 寸，前正中线上。

【主治】虚劳冷惫，羸瘦无力，少腹疼痛，疝气，痢疾，遗精，早泄，

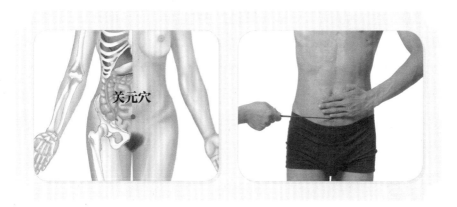

月经不调。

【配伍】配子宫、三阴交治月经不调；配天枢、气海治腹胀、泄泻。

【功效】关元穴，又名下丹田，为一身之气所在，是全身保健要穴。该穴在任脉之上，是男子藏精、女子藏血之处，故为全身保健强壮的要穴。它可以调整人体的元气，培肾固本。按摩和艾灸关元穴能够治疗生殖系统疾病，用艾条温和灸 10～20 分钟，每天 1 次，每月 20 次，补肾壮阳效果很好。

神阙穴　培元固本，回阳救逆

【定位】神阙穴在脐区，位于脐中央。

【主治】脑卒中，虚脱，四肢厥冷，腹痛，腹泻，便秘，水肿，小便不利。

【配伍】配关元治腹痛、腹泻；配石门治小便不利。

【功效】神阙穴，即肚脐，是先天之蒂、后天之气舍，具有温肾壮阳、

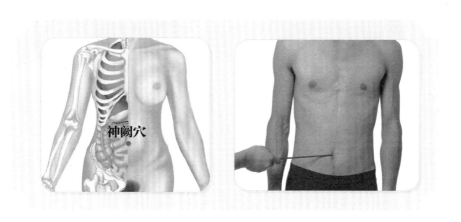

固阳回脱之功。古人云："常灸神阙穴，万病自会灭。"神阙穴是人体元气的根本，经常艾灸此穴，可以让人体元气充沛、健康永驻。神阙穴是任脉的经气之海，也是五脏六腑的根本，可以调节全身气血。可治肾阳不足、肾气亏虚等导致的遗精。日常保健可将双手搓热，双手叠放于肚脐（可以隔着衣服），顺时针和逆时针各揉转1分钟，可促进胃肠蠕动，有助于食物的消化和吸收。

膻中穴 宽胸理气，宁心安神

【定位】膻中穴位于胸部，横平第4肋间隙，前正中线上，两乳头之间连线的中点。

【主治】咳嗽，气喘，咯唾脓血，胸痹心痛，心悸，心烦，产妇少乳，噎嗝，乳痈。

【配伍】配曲池、合谷（泻法）治急性乳腺炎；配内关、厥阴俞治心悸、心痛。

【功效】膻中有上气海之称，主要功能是调益肺气，能调一身之气，尤其对肺脏的保健功效很好。用膻中配气海，一上一下，既能补元气，又能调肺气。日常保健可以经常按摩膻中，或者经常用艾条灸20～30分钟。将艾条点燃后置于离膻中2厘米左右处温灸，以穴位处皮肤感到发热发烫为度。经常刺激膻中，能够使气机顺畅，排解抑郁，同时又能促进血液循环，缓解心悸、胸痛症状。

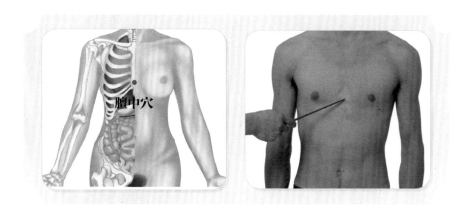

膻中穴

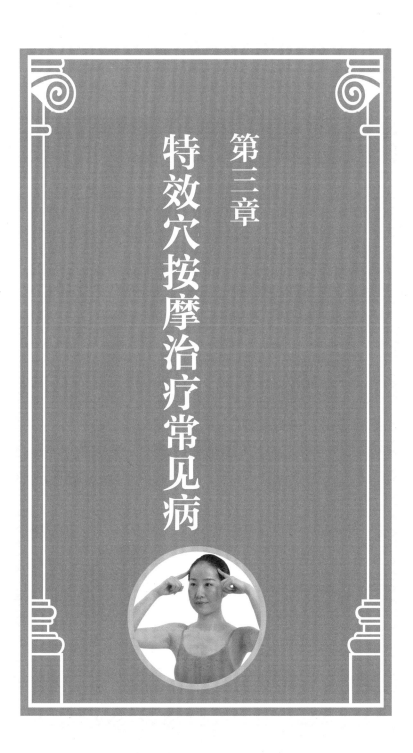

第三章

特效穴按摩治疗常见病

· 常见疾病 ·

头 痛

　　头痛是临床上和生活中最常见的一种症状，一般来说，头痛可分为功能性及器质性两大类。功能性头痛是指具有头痛的表现但器官组织没有发生病变，如精神紧张、过度疲劳、失眠等导致的头痛，经适当按摩调理，此类头痛均可缓解。

特效穴位解析

　　百会穴：本穴为督脉、足太阳经交会穴，本穴升阳提气、平肝潜阳、开窍醒神功效明显，为治疗头晕、头痛的要穴。

　　头维穴：本穴为足少阳、足阳明及阳维脉之交会穴，具有祛风泻火、止痛明目之功效，为治疗湿邪内侵所致头痛的常用穴。

特效穴位：百会穴

　　定位：在头前后正中线上，前发际正中直上 5 寸。

　　按摩手法：正坐，双手中指相叠按压在穴位上，同时向下用力揉按穴位，每次 3 分钟。

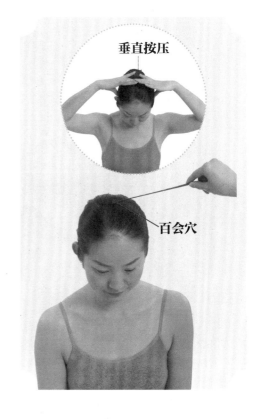

垂直按压

百会穴

特效穴位：头维穴

定位：在头部，额角发际直上 0.5 寸，头正中线旁开 4.5 寸。

按摩手法：用双手食指按揉，每次 3 分钟。大部分头痛患者在这个部位会有明显的压痛感。力度适中，至有酸胀感为度。

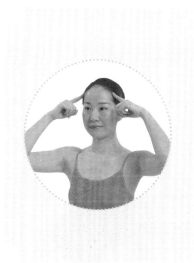 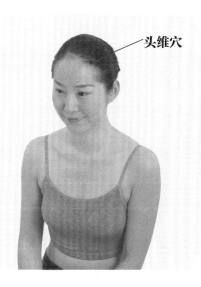

头维穴

感 冒

感冒俗称"伤风"，是由风邪侵袭人体引起的一种常见外感病，多发于冬春两季，但任何季节都可发生，临床上以鼻塞、咳嗽、头痛、恶寒发热、全身不适为主要特征，由于感邪之不同，主要有风寒、风热之别。

特效穴位解析

风池穴：本穴为足少阳胆经腧穴，又是足少阳胆经与阳维脉的交会穴。阳维脉系诸阳经，主表，故风池穴具有疏风解表之功，是祛外风之要穴，可用以治疗恶寒、发热、头痛、鼻塞等外感表证。

大椎穴：本穴为手足三阳经与督脉的交会穴。大椎最能体现督脉主"一身之表，一身之阳"的特点，可疏通人体卫表之阳，疏解外感风寒、风热表邪，同时又具有疏通颈肩部阳气的作用，为疏散上焦风邪、解表退热的常用要穴。

特效穴位：风池穴

定位：在颈后区，枕骨之下，与风府相平，胸锁乳突肌上端与斜方肌上端之间的凹陷中。

按摩手法：用拇指指腹按压风池穴，用力旋转按揉3分钟，以有酸胀感为宜。

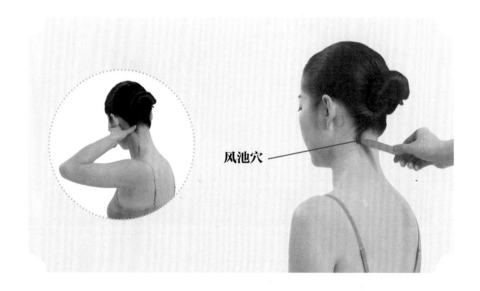

风池穴

特效穴位：大椎穴

定位：在后正中线上，第7颈椎棘突下凹陷中。

按摩手法：低头，用食指指腹按揉穴位5分钟，一天数次，力量由轻到重。

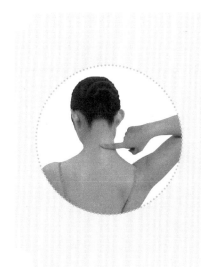
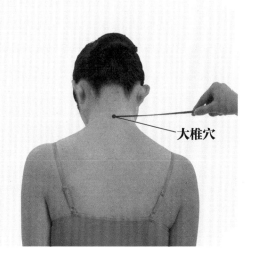

大椎穴

急性扁桃体炎

急性扁桃体炎是腭扁桃体的一种非特异性急性炎症，常伴有一定程度的咽黏膜及咽淋巴组织的急性炎症。中医学称为"乳蛾""喉蛾"。常发生于儿童及青少年人群，临床表现常为恶寒、高热、食欲不振、便秘等，局部症状以咽痛最为明显，吞咽时尤甚。

特效穴位解析

中府穴：本穴属手太阴肺经腧穴，是肺经与脾经的交会穴，能够泻除胸中及体内的烦热，是支气管炎和气喘的保健特效穴，对于扁桃体炎、肺炎、咳嗽等症也有保健功效。

合谷穴：本穴为手阳明大肠经的原穴，大肠与肺相表里，肺主皮毛，本穴具有清热、疏风解表之功，对于流行性感冒、急性扁桃体炎等均有较好疗效。

特效穴位：中府穴

定位：在胸部，横平第 1 肋间隙，锁骨下窝外侧，前正中线旁开 6 寸。

按摩手法：用中指指腹稍用力按压穴位，每次 2 分钟，每天数次。

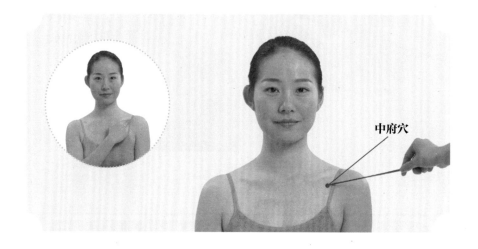

中府穴

特效穴位：合谷穴

定位：在手背，第 2 掌骨桡侧的中点处。

按摩手法：用拇指指端掐按或用圆珠笔顶端按压穴位。按压时应朝小指方向用力，而非垂直下压，效果更好。每次 3 分钟。

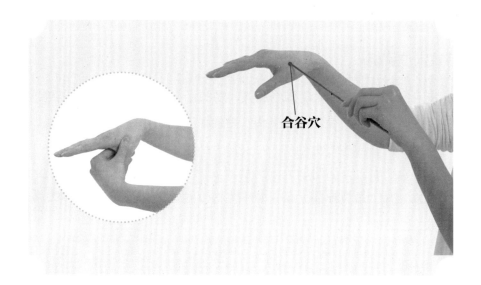

合谷穴

慢性咽炎

　　慢性咽炎是一种常见病，为慢性感染所引起的弥漫性咽部病变，主要是咽部黏膜炎症，其临床表现主要以局部症状为主，如咽部不适感、异物感、痒感，可伴有疼痛、咳嗽、恶心等。中医学认为外感发热、肺胃热毒、虚火上炎等可能引起上述症状。

特效穴位解析

　　天突穴：本穴为任脉和阴维脉的交会穴，是治疗咽喉部疾病的常用穴位，具有宣通肺气、利咽止咳的功效。

　　少商穴：木穴为肺经的井穴，具有清热利咽、开窍醒神之功，为治疗各种肺系热证、实证的常用穴，治疗咽喉疾病尤其是急性咽喉病的要穴。

特效穴位：天突穴

　　定位：在颈前区，胸骨上窝中央，前正中线上。

　　按摩手法：用食指指腹端按揉穴位，力度要轻，每次 3 分钟。

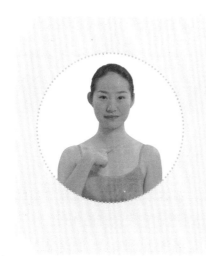
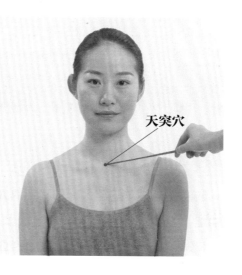

天突穴

特效穴位：少商穴

定位：在拇指末节桡侧，指甲根角侧上方 0.1 寸（指寸）。

按摩手法：用拇指指甲尖垂直掐按，以有刺痛感为宜。每次 3 分钟。

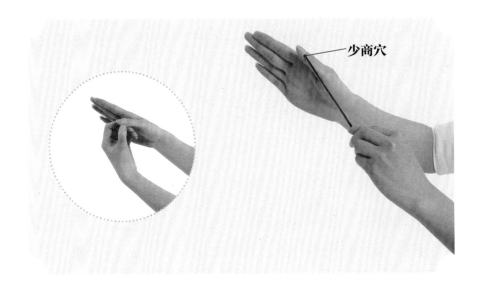

少商穴

咳　嗽

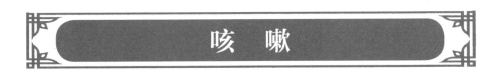

　　咳嗽是指因外感或内伤等因素，导致肺失宣降，肺气上逆，冲击气道，发出咳声或伴咳痰等症状的一种病症。比如吸入灰尘，吃饭时将食物吸入气管，细菌或病毒感染，等等。慢性、持续性的咳嗽常是病理性的，哮喘、支气管炎、肺气肿、肺结核、肺癌都以咳嗽为重要临床表现。

特效穴位解析

　　肺俞穴：本穴是足太阳膀胱经的穴位，肺的背俞穴，通过肺俞调整肺脏功能，能够增强卫气的免疫功能，加强肺主气和宣发肃降的作用。

　　尺泽穴：本穴是手太阴肺经之合穴，是经气由此深入，进而进入脏腑的部位。肺主气，司呼吸，刺激尺泽可激发肺经经气，调节呼吸功能，从而治疗各种肺系疾病。

特效穴位：肺俞穴

定位：在脊柱区，第 3 胸椎棘突下，后正中线旁开 1.5 寸。

按摩手法：患者取俯卧位，用双手拇指指腹按揉两侧穴位，力度由轻到重，每次 5 分钟。

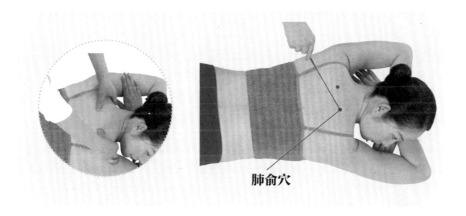

肺俞穴

特效穴位：尺泽穴

定位：在肘区，肘横纹上，肱二头肌腱桡侧缘凹陷

按摩手法：用拇指指端按压穴位，每次 2 分钟。力度适中，以有酸胀感为宜。

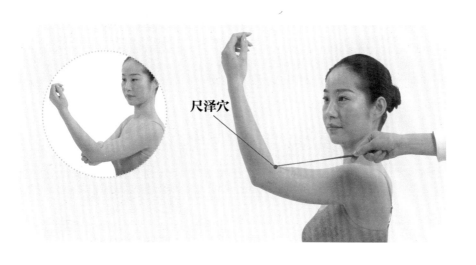

尺泽穴

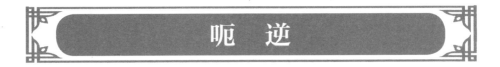

呃 逆

呃逆是指胃气上逆动膈，气逆上冲，喉间呃呃连声，声短而频，不能自止为主要表现的病症。常见于受寒、过食或继发于消化系统疾病或手术后。轻者可持续数分钟至数小时后不治自愈，严重者可昼夜不停。

特效穴位解析

上脘穴：本穴属任脉腧穴，具有健脾和胃、宽胸理气的功效，对于因为进食过快或过饱而导致的腹胀、呃逆等有较好的疗效。

膈俞穴：膈俞位于背部，为足太阳膀胱经的穴位，与横膈膜相对应，横膈膜下为腹腔，膈俞可用于治疗呃逆、呕吐、胃炎、肠炎等胃肠道疾病。

特效穴位：上脘穴

定位：在上腹部，脐中上 5 寸，前正中线上。

按摩手法：正坐或仰卧，双手轻搓至微热，用掌心对准穴位，顺时针按揉，力度适中，至有发热感为度。每次 5 分钟。

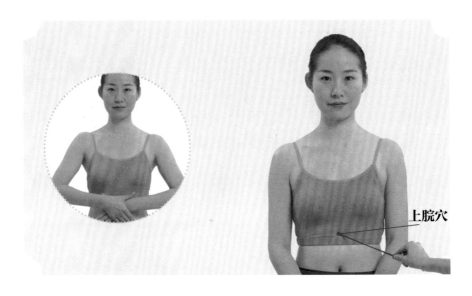

上脘穴

特效穴位：膈俞穴

定位：在脊柱区，第 7 胸椎棘突下，后正中线旁开 1.5 寸，约平肩胛骨下角。

按摩手法：用双手拇指指端按压穴位，每次 5 分钟。力度适中，至有酸胀感为度。

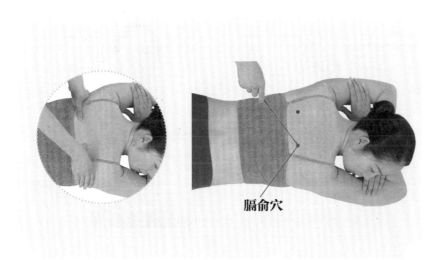

膈俞穴

腹　胀

腹胀是一种常见的消化系统症状，通常伴有呕吐、腹泻、嗳气等症状。由食物引起的腹胀最为常见，一般不需要特殊治疗。

特效穴位解析

天枢穴：本穴是足阳明胃经的腧穴，具有调理肠胃、活血调经之功效，为治疗肠胃疾病的要穴，同时也是治疗妇女月经病症的重要配穴。

中脘穴：本穴为任脉腧穴，胃的募穴，是治疗诸多消化系统疾病的第一要穴，有健脾和胃、理气祛湿功能。

特效穴位：天枢穴

定位：在上腹部，横平脐中，前正中线旁开 2 寸。

按摩手法：用双手拇指指腹压在两侧穴位上，力度由轻渐重，缓缓下压，持续 5 分钟，将手指慢慢抬起（但不要离开皮肤），再在原处按揉片刻。

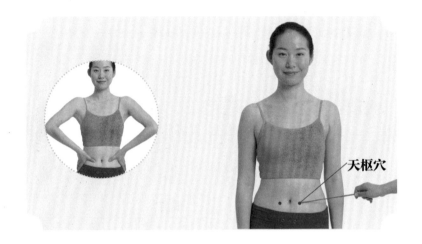

特效穴位：中脘穴

定位：在上腹部，脐中上 4 寸，前正中线上。

按摩手法：将食指和中指并拢同时按压穴位，力量不宜过重，每次 3 分钟。

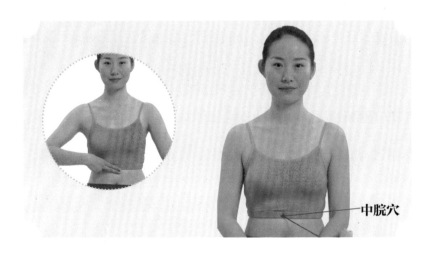

食欲不振

食欲不振就是没有想吃东西的欲望，经常疲劳或精神紧张、饮食过度、运动量不足、慢性便秘、肠胃疾病等都是引起食欲不振的因素。中医认为，胃主受纳、脾主运化，食欲不振主要是脾胃虚弱所致，需要健脾和胃，脾胃运化有力，消化才好，食欲才能得到保证。

特效穴位解析

承满穴：本穴为足阳明胃经腧穴，具有理气和胃、降逆止呕的功效，经常按摩该穴，能够促进消化，提升食欲。

脾俞穴：本穴为脾的背俞穴，脾与胃相表里，该穴具有健脾和胃的作用。可用于治疗胃痛、腹胀、呕吐及胃溃疡、胃炎等。

特效穴位：承满穴

定位：在上腹部，脐中上 5 寸，前正中线旁开 2 寸。

按摩手法：将食指和中指并拢，按照顺时针的方向按揉承满穴 3 分钟。力度适中，至有发热感为度。

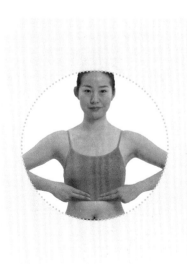
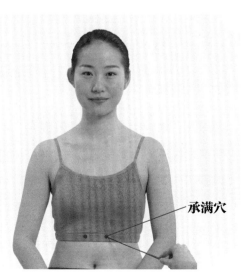

承满穴

特效穴位：脾俞穴

定位：在脊柱区，第 11 胸椎棘突下，后正中线旁开 1.5 寸。

按摩手法：患者取俯卧位，用双手拇指指腹按揉两侧穴位，力度由轻到重，每次 5 分钟。

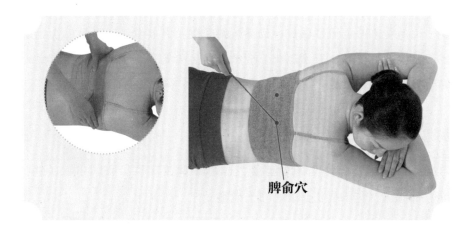

脾俞穴

牙　痛

　　牙齿疼痛，遇冷、热、酸、甜等刺激时加重，可伴牙龈红肿、大便秘结等症，本病无论男女老少皆可发，牙齿、牙龈的疾病都可引起本病，多因口腔不洁，或过食辛热，胃热炽盛，或肝火上冲，或肝肾阴虚，虚火上炎，或风热火毒上攻所致。

特效穴位解析

　　颊车穴：本穴为足阳明胃经腧穴，具有祛风清热、启利牙关的功效，常用于治疗齿痛和下颌关节病症。指压此穴，对于速止下齿痛非常有效。

　　颧髎穴：本穴为手太阳小肠经和手少阳三焦经的交会穴，可清太阳之风热，泄少阳之风火，具有清热、消肿、止痛之功，可治风热齿痛、牙龈肿痛等症。

特效穴位：颊车穴

定位：在面部，下颌角前上方一横指（中指）处。

按摩手法：双手食指分别按压两侧穴位，用力不宜过重，每次 2 分钟。

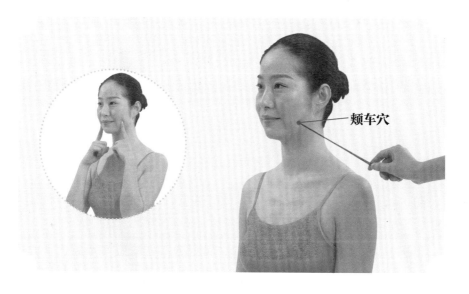

特效穴位：颧髎穴

定位：在面部，颧骨下缘，目外眦直下凹陷中。

按摩手法：双手食指分别按压两侧穴位，用力不宜过重，每次 2 分钟。

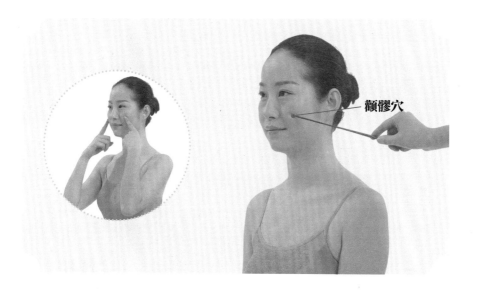

失 眠

失眠（中医称"不寐"）是以经常无法正常睡眠，或入睡困难，或睡后易醒，醒后即难以入睡为特征的睡眠障碍。失眠与情志、劳倦、体虚、饮食等因素有关，现代医学认为其机理在于大脑皮层神经功能紊乱。

特效穴位解析

神门穴：本穴为手少阴心经的原穴、腧穴，具有宁心安神、除烦泻热等作用，为治疗失眠的特效穴，对各种类型的失眠均有效。

照海穴：本穴系肾经在踝部俞穴，肾经入心，取照海可通达于心脑，安神定志，可治疗神经衰弱、失眠等症。

特效穴位：神门穴

定位：在腕前区，腕掌侧横纹尺侧端，尺侧腕屈肌腱的桡侧缘。

按摩手法：用拇指尖稍用力掐按神门穴，然后两手互换，每侧分别掐按 3 分钟。

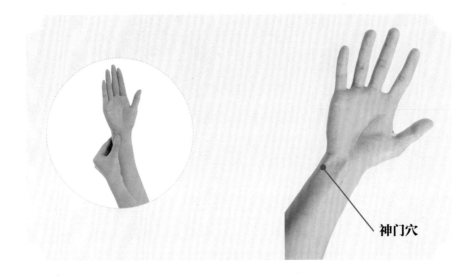

神门穴

特效穴位：照海穴

定位：在踝区，内踝尖下 1 寸，内踝下缘边际凹陷中。

按摩手法：用拇指指腹按揉穴位，力度由轻到重，每次 1 ～ 3 分钟。

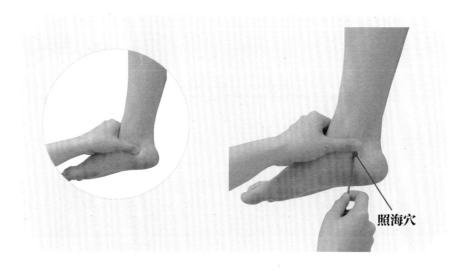

照海穴

视力减退

视力减退是一种随着年龄增长，气血衰弱造成的生理现象，此外，长期用眼不当，使眼睛长时间处于疲劳状态也会导致视力减退。中医认为"肝藏血，主筋，开窍于目"，气血充足，眼睛才能神采奕奕，治疗视力减退，需从温通脉络、调理五脏入手。

特效穴位解析

当阳穴：本穴属于十四经穴之外的经外奇穴，按摩此穴，有镇静安神、聪耳明目的功效。

承泣穴：本穴属足阳明胃经腧穴，是治疗眼疾非常重要的穴位之一，有疏风清热、明目止痛的功效。

特效穴位：当阳穴

定位：在头部，瞳孔直上，前发际上1寸。

按摩手法：用双手食指指尖稍用力掐按当阳穴，每侧分别掐按3分钟。

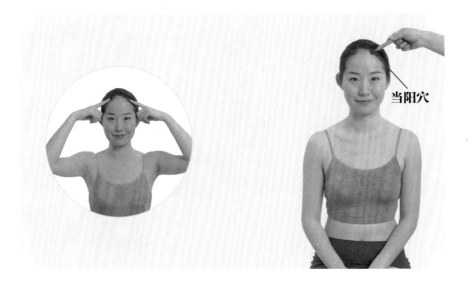

特效穴位：承泣穴

定位：在面部，眼球与眶下缘之间，瞳孔直下。

按摩手法：用双手食指指腹同时用力按揉穴位，做圈状按摩，每次3分钟。

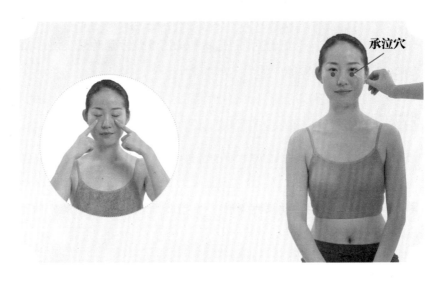

耳 鸣

耳鸣是指在没有任何外界刺激条件下所产生的异常声音感觉，因听觉功能紊乱而引起。由耳部病变引起的耳鸣常与耳聋或眩晕同时存在。中医认为，耳鸣多为暴怒、惊恐、肝胆风火上逆以致阳经之气闭阻所致，或因肾气虚弱，精气不能上荣于耳而成。治疗应以祛风通络、息风止痉为主。

特效穴位解析

耳门穴：本穴属手少阳三焦经穴，如同三焦经气血出入耳的门户，故名耳门，有聪耳开窍、泄热活络的功效，按摩此穴，可治疗耳鸣、耳聋等耳部疾患。

听宫穴：本穴是手少阳、足少阳和手太阳三经交会之处，有聪耳开窍、宁神定志的功效，经常按压此穴，可缓解耳鸣、耳聋、头痛等症状。

特效穴位：耳门穴

定位：在耳区，耳屏上切迹与下颌骨髁状突之间的凹陷中。

按摩手法：双手食指指腹按揉两侧穴位，力度由轻到重，每次按揉2分钟。

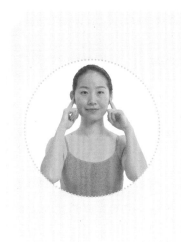
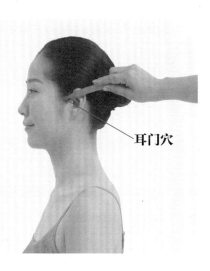

耳门穴

特效穴位：听宫穴

定位：在面部耳屏前，下颌骨髁状突的后方，张口时呈凹陷处。

按摩手法：微张口，双手食指指腹同时稍用力按揉两侧穴位1分钟。

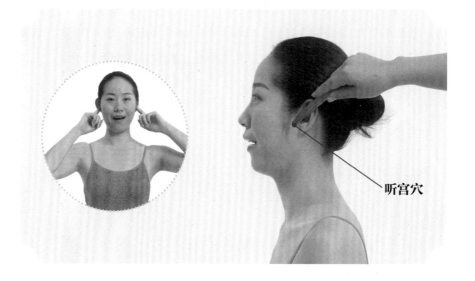

听宫穴

晕车、晕船

晕车、晕船是指乘坐车、船等交通工具时，人体内耳前庭平衡感受器受到过度运动刺激，影响神经中枢而导致的出冷汗、恶心、呕吐、头晕等综合征。

特效穴位解析

水沟穴：本穴为督脉腧穴，有醒脑开窍、苏厥止痛的作用，按摩这个穴位，可治疗晕车、昏迷等病症。

内关穴：本穴是手厥阴心包经的腧穴，有和胃降逆、宽胸理气的作用，按摩此穴，对于因怀孕呕吐、晕车所致的恶心等症状具有明显的缓解作用。

特效穴位：水沟穴

定位：在面部，人中沟正中线上，上 1/3 与中 1/3 交点处。

按摩手法：拇指弯曲，用指尖稍用力按压穴位，有刺痛感，双手交替进行，每次各按揉 3 分钟。乘车时可以不断按揉此穴。

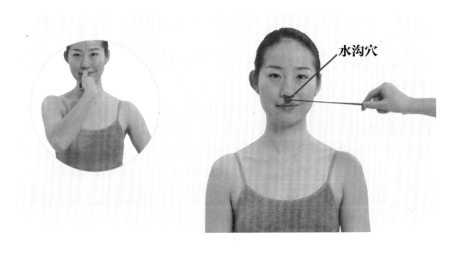

特效穴位：内关穴

定位：位于腕臂内侧，腕横纹上 2 寸，掌长肌腱与桡侧腕屈肌腱之间。

按摩手法：用拇指指腹稍用力按压穴位，每次 3 分钟，以感到酸胀为度。易晕车的人在乘车期间可以不断掐按此穴。

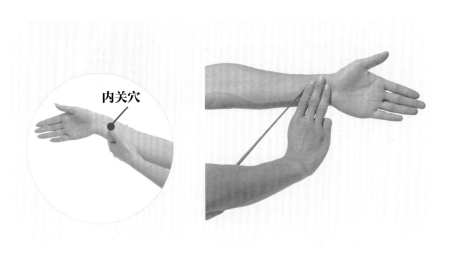

眩 晕

眩晕是一种自身或外界物体的运动性幻觉，表现为头晕眼花，感到旋转、翻滚、倾倒、摇摆、浮沉等感觉。中医认为，眩晕与机体素亏、病后体弱、忧思过度有关，通过穴位按摩可疏通经脉，益气升阳，从而有效改善症状。

特效穴位解析

率谷穴：属足少阳胆经，按揉此穴有清热息风、通经活络的功效。

头窍阴穴：本穴是胆经要穴，有理气镇痛、开窍聪耳的功效，常按此穴有助于缓解头痛、眩晕等症。

特效穴位：率谷穴

定位：在头部，耳尖直上入发际 1.5 寸。

按摩手法：用双手食指指腹稍用力按揉两侧穴位，每次 3 分钟。

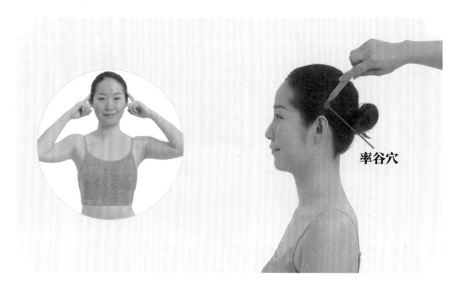

率谷穴

特效穴位：头窍阴穴

定位：在头部，耳后乳突的后上方，从天冲到完骨的弧形连线的上 2/3 与下 1/3 的交点处。

按摩手法：用双手食指指腹稍用力按揉两侧穴位，每次 3 分钟。

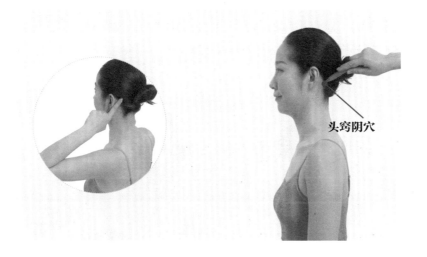

头窍阴穴

迎风流泪

有些人眼睛不红不肿，但就是怕见风，一见风就泪不能禁，严重时甚至泪水满面。这就叫迎风流泪，一般夏天比冬天症状明显。中医认为迎风流泪多因肝肾两虚，精血亏耗，外受冷风刺激所引起，也可由鼻部疾病引起泪道不畅而发。治疗可滋补肝肾，同时按摩眼周穴位以使经脉畅通。

特效穴位解析

四白穴：四白穴是胃经循经的上口，点揉四白穴，能散发脾热，把气血引出来，常按此穴可改善视力，对于眼部疾病很有疗效，还可以预防黑眼圈。

承泣穴：承泣穴位于面部，目正视，瞳孔直下，当眼球与眶下缘之间。主治目赤肿痛、夜盲、近视、角膜炎、眼睛疲劳、迎风流泪、老花眼、白内障等多种眼部疾病。

特效穴位：四白穴

定位：在面部，瞳孔直下，眶下孔凹陷处。

按摩手法：以双手食指指腹稍用力按揉该穴，按揉时，手指不要移动，按揉面不要太大，每次 3 分钟，每天数次。

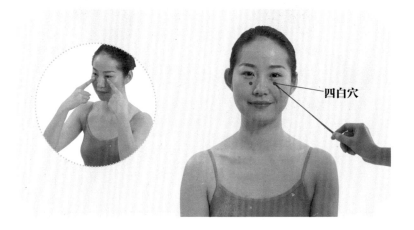

特效穴位：承泣穴

定位：在面部，眼球与眶下缘之间，瞳孔直下。

按摩手法：用双手食指指尖按揉，每天早晚各按揉 1 次，以有酸痛感为度。每次 3 分钟。

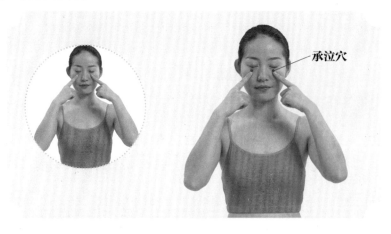

便　秘

便秘是指排便次数减少，每2～3日或更长时间一次，无规律性，粪质干硬，伴有排便困难。中医认为，便秘不仅与大肠的传导功能失调有关，而且与脾胃的纳、运、升、降，肾的温煦与气化功能失常有密切关系。治疗当以滋阴、清热、理气为主，以使肠道得到滋润。

特效穴位解析

中脘穴：本穴为胃经的募穴，是治疗诸多消化系统疾病的要穴，有和胃健脾、理气祛湿功能。经常按摩中脘穴，能起到促进消化，通畅气血的功效，能有效缓解便秘症状。

大肠俞穴：本穴乃大肠之背俞穴，为大肠经气输注之处，具有调理肠胃气机、理气化滞的作用，是治疗肠道疾病的常用穴位。

特效穴位：中脘穴

定位：在前正中线上，脐上4寸。

按摩手法：将食指和中指并拢，按照顺时针的方向按揉5分钟。力度由轻到重，至发热为度。

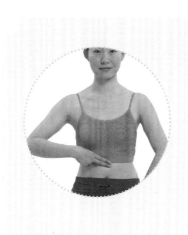
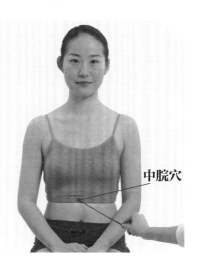

中脘穴

特效穴位：大肠俞穴

定位： 在脊柱区，第 4 腰椎棘突下，后正中线旁开 1.5 寸。

按摩手法： 用双手拇指指腹按揉两侧穴位，力度由轻到重，每次 3～5 分钟。

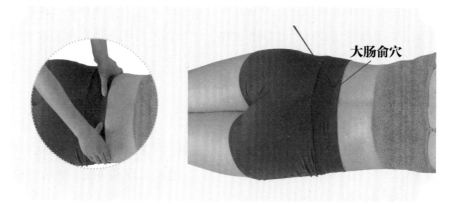

大肠俞穴

口　臭

　　口臭主要分为两大类型，一是脏腑功能失调口臭病，二是单纯性口腔口臭病。中医认为，口臭多源于心包经积热日久，灼伤血络，或脾胃湿热导致清气不能上升，浊气不能下降所致。按摩心包经相关穴位可有效缓解。

特效穴位解析

　　大陵穴： 本穴是手厥阴心包经的输穴和原穴，具有镇惊安神、清心通络之功，经常按摩此穴能够清心降火、清除口臭。

劳宫穴：本穴是手厥阴心包经的荥穴，具有清心火、安心神的作用，经常按摩此穴能够清心开窍、除烦泻热。

特效穴位：大陵穴

定位：在前臂区，在腕掌侧远端横纹中，掌长肌腱与桡侧腕屈肌腱之间。

按摩手法：用拇指指端按压穴位，每次3分钟。力度适中，以有酸痛感为度。

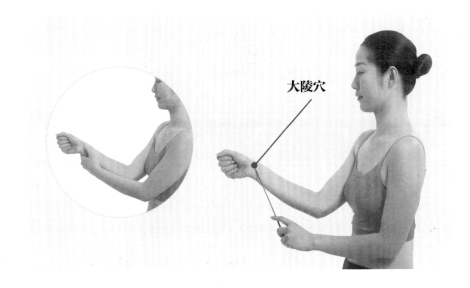

大陵穴

特效穴位：劳宫穴

定位：在掌区，横平第3掌指关节近端，第2、第3掌骨之间偏于第3掌骨。

按摩手法：用拇指指腹按压、揉擦穴位，左右手交替进行，每次5分钟。力度适中，以有酸痛感为度。

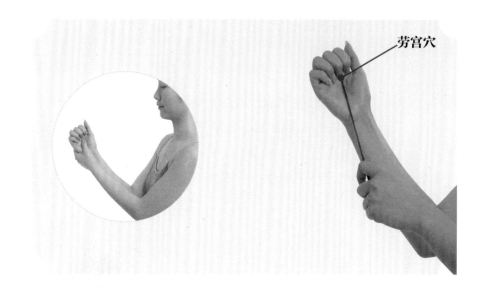

劳宫穴

口腔溃疡

口腔溃疡，又称为"口疮"，是发生在口腔黏膜上的表浅性溃疡。中医认为，口腔溃疡多由心脾积热、阴虚火旺引起，所以治疗当以泄热降火为主。

特效穴位解析

承浆穴：本穴属任脉腧穴，是任脉与足阳明胃经的交会穴，按摩此穴具有生津敛液、舒筋活络的功效，对口腔、面部等部位的病症有治疗作用，针刺穴位对治疗口腔溃疡效果较好。

角孙穴：本穴属手少阳三焦经腧穴，按摩此穴，具有清热散风、消肿止痛的作用，是治疗口腔溃疡的常用穴。

特效穴位：承浆穴

定位：在面部，颏唇沟的正中凹陷处。

按摩手法：用食指指腹按压穴位，力量不宜过重，以有酸痛感为度。每次 3 分钟。

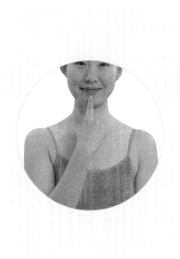
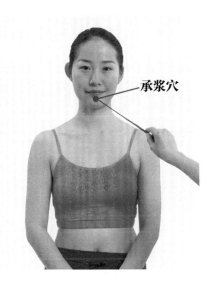

承浆穴

特效穴位：角孙穴

定位：在头部，耳尖正对的发际处。

按摩手法：用双手食指指腹按揉两侧穴位，力量由轻到重，每次 3 分钟。

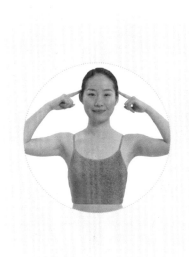
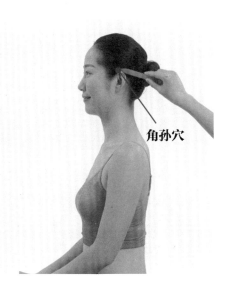

角孙穴

心 悸

　　心悸就是自觉心慌，心跳快而强，并伴有心前区不适感。心悸属中医"惊悸"和"怔忡"的范畴，中医认为，心悸主要是由于气血虚弱、痰热内停、气滞血瘀等所致，治疗应以温阳益气、化饮涤痰、活血理气为主。

特效穴位解析

　　少冲穴：本穴为手少阴心经的起始之处，具有清热息风、醒神开窍的作用。按压此穴，对心脏疾病、热病神昏、心悸等症具有良好的缓解作用。

　　郄门穴：郄门穴是手厥阴心包经经气出入的门户，按压此穴有明显的安心宁神、通络止血作用。

特效穴位：少冲穴

　　定位：在手指，小指末节桡侧，指甲根角侧上方0.1寸（指寸）。

　　按摩手法：用拇指指尖垂直按压，每天2次，每次20秒左右。突然心悸时，可用牙齿稍稍用力咬小指，用以刺激此穴，使心悸得到抑制。

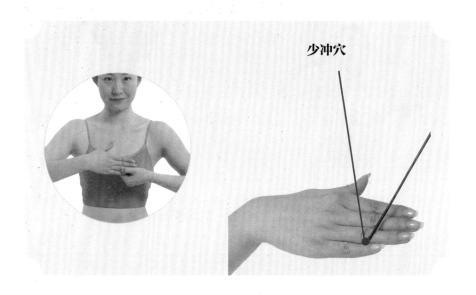

少冲穴

特效穴位：郄门穴

定位：在前臂前区，腕掌侧远端横纹上5寸，掌长肌腱与桡侧腕屈肌腱之间。

按摩手法：伸臂，用拇指指尖按压穴位，每次30秒。力度由轻到重，以有酸痛感为度。

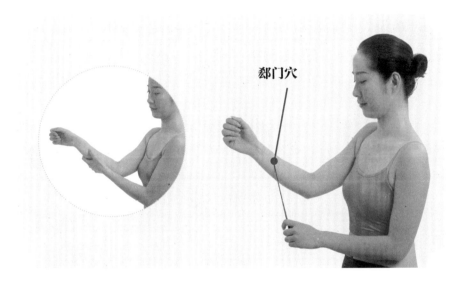

郄门穴

手足冰凉

手足冰凉，多由天气寒冷引起，俗称"寒底"。尤其是上了年纪的人，即使躺进被窝很久，双脚依然冰冷，迟迟无法入睡。温度较低，人体血管收缩，血液回流减弱、部分血液不能顺畅地到达四肢末梢，是造成手脚冰凉的原因，可通过抓捏按摩来改善和促进血液循环。

特效穴位解析

阳池穴：阳池穴这个名字就意味着囤聚太阳的能量。阳池穴是支配全身血液循环及激素分泌的重要穴位。只要刺激这一穴位，便可迅速畅通血液循环，温和身体，缓解手足冰凉。

涌泉穴：涌泉穴位于足底前部凹陷处第 2、第 3 趾指缝纹头端与足跟连线的前 1/3 处，蜷足时，足前部凹陷处即是。用拇指指端用力按压穴位，直至足底发热。可在每日睡前按摩。

特效穴位：阳池穴

定位：在腕部，腕背侧远端横纹上，指伸肌腱的尺侧缘凹陷中。

按摩手法：用拇指指尖垂直按压穴位，至有酸痛感为度，双手交替按压，每天早晚各一次，每次 5 分钟。

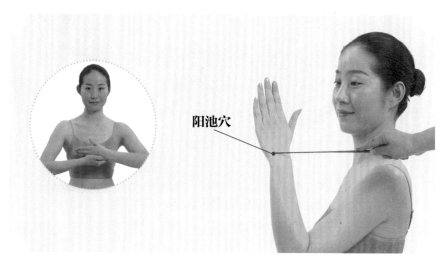

特效穴位：涌泉穴

定位：涌泉穴位于足底前部凹陷处第 2、第 3 趾指缝纹头端与足跟连线的前 1/3 处，

按摩手法：用拇指指端用力按压穴位，直至足底发热。可在每日睡前按摩。

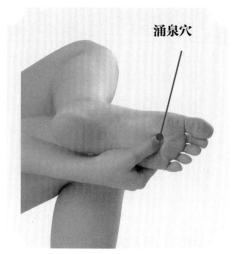

慢性支气管炎

慢性支气管炎是指气管、支气管黏膜及其周围组织的慢性非特异性炎症。临床上以长期咳嗽、咳痰或伴有喘息及反复发作为特征，严重时可并发阻塞性肺气肿和肺源性心脏病。中医认为，若肺气宣发或肃降不畅，或肾气不能摄纳，便会导致气机失调，产生咳嗽、咳痰等，其治疗应以宣肺止咳、补肾纳气为主。

特效穴位解析

尺泽穴：本穴为肺经之合穴，是肺经脉气所聚之处，具有调理肺气、通络止痛的功效。

列缺穴：本穴是肺经和大肠经的络穴，患有头痛、头晕、咳嗽、咽喉肿痛等颈项部位病症者，按压列缺穴都有较好的效果。

特效穴位：尺泽穴

定位：在肘区，肘横纹上，肱二头肌腱桡侧缘凹陷中。

按摩手法：用拇指指端按压穴位，力度由轻到重，以有酸胀感为度，每次 2 分钟。

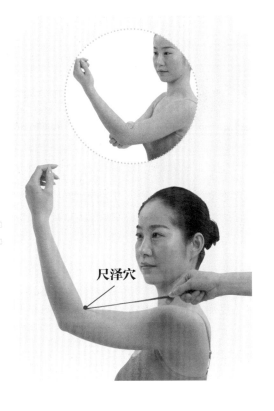

尺泽穴

特效穴位：列缺穴

定位：在前臂，腕掌侧远端横纹上 1.5 寸，拇短伸肌腱与拇长展肌腱之间，拇长展肌腱沟的凹陷中。

按摩手法：用拇指指尖掐按穴位，稍用力，每次 2 分钟。

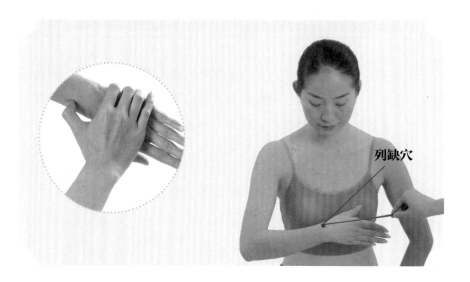

列缺穴

支气管哮喘

支气管哮喘，简称哮喘，是一种很常见的肺部疾病。中医认为，哮喘是痰饮伏藏于肺，复受饮食、情志、劳倦等因素诱发，引起伏痰阻滞气道，肺气宣降不利所致。

特效穴位解析

定喘穴：本穴属经外奇穴，具有止咳平喘、通宣理肺的功效。

孔最穴：本穴属肺经腧穴，是肺脏气血聚集的地方，具有调理肺气、清热止血的功效。经常按压此穴，可以缓解哮喘症状。

特效穴位：定喘穴

定位：在脊柱区，横平第 7 颈椎棘突下，后正中线旁开 0.5 寸。

按摩手法：按摩者用双手拇指指腹按揉两侧穴位，力度由轻到重，每次 3 分钟。

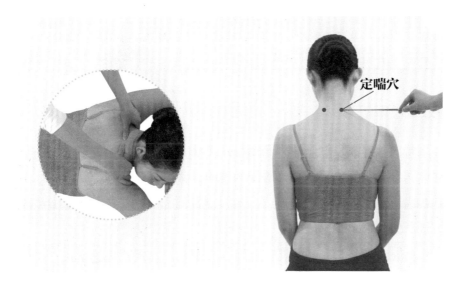

特效穴位：孔最穴

定位：在脊柱区，横平第 7 颈椎棘突下，后正中线旁开 0.5 寸。

按摩手法：用拇指指端按压穴位，力度由轻到重，以有酸胀感为度。每次 3 分钟。

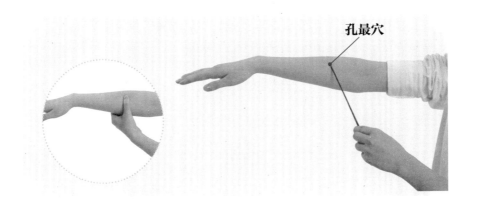

鼻　炎

　　鼻炎是鼻黏膜及黏膜下层的慢性炎症。发病时，表现为鼻塞、呼吸困难、流涕、面部肿胀感、眼球后有受压感，还可能伴有发热和牙痛等症状。

特效穴位解析

　　迎香穴：本穴为手阳明大肠经与足阳明胃经之会穴，位居鼻旁，是气味进入人体的要冲，因人体本性喜香恶臭，故名迎香。迎香穴是治疗鼻部疾病的首选特效穴。按摩迎香穴，可以促进局部血液循环，对鼻炎等症有很好的防治作用。

　　印堂穴：本穴为督脉腧穴，具有开窍醒神、清利头目之功效，因位居鼻窍直上，也常用于治疗鼻部疾患。按摩印堂穴，可以缓解鼻炎带来的头痛、鼻塞等不适。

特效穴位：迎香穴

　　定位：在面部，鼻翼外缘中点旁，鼻唇沟中。

　　按摩手法：双手食指按住穴位，旋转搓揉。鼻吸气口呼气。吸气时向外、向上揉搓，呼气时向里、向下揉搓。然后捏鼻、擦鼻翼各 1 ～ 2 分钟，每次早晚各 1 次，发病时每日可增加 1 ～ 2 次。

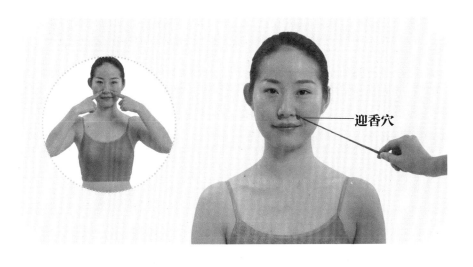

迎香穴

特效穴位：印堂穴

定位：在额部，两眉毛内侧端中间的凹陷中。

按摩手法：用食指指腹稍用力按压穴位，每次 3 分钟。

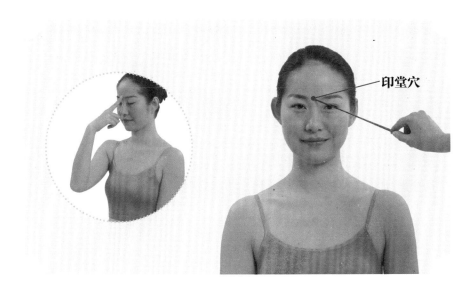

印堂穴

慢性胃炎

　　慢性胃炎指不同病因引起的胃黏膜的慢性炎症或萎缩性病变。中医认为，该病多因长期情志不遂、饮食不节、劳逸失常，导致肝气郁结、脾失健运、胃脘失和，日久中气亏虚所致，治疗方法宜理气、健脾。

特效穴位解析

　　中脘穴： 本穴属任脉穴，为胃经的募穴，是治疗诸多消化系统疾病的第一要穴。中脘穴是上、中、下三焦的枢纽，可以疏通三焦气机，疏通全身枢纽，通调气血。经常按摩中脘穴，有和胃健脾、理气祛湿的功能，能够防治和缓解胃痛等症状。

　　足三里穴： 本穴是足阳明胃经的合穴，常用的防病保健要穴。本穴除具有补脾益气、和胃调中的作用外，还有镇静醒神、理气止痛之功。经常刺激足三里，能够促进机体的新陈代谢，增强消化、吸收及免疫功能，还能消除疲劳，延年益寿。

特效穴位：中脘穴

　　定位： 在前正中线上，脐上 4 寸。

　　按摩手法： 将食指和中指并拢，按照顺时针的方向按揉 3 分钟。力度和缓，以局部发热为度。也可以用拔罐、艾灸或穴位敷贴等保健方法。

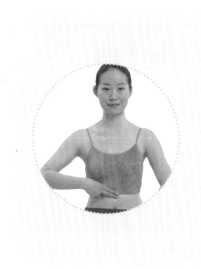
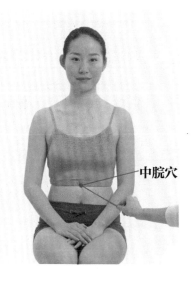

中脘穴

特效穴位：足三里穴

定位：在小腿外侧，外膝眼下 3 寸，距胫骨前缘一横指（中指）。

按摩手法：用拇指指腹垂直用力按压穴位，有酸麻胀的感觉。每天早晚各按 1 次，每次 5 分钟。

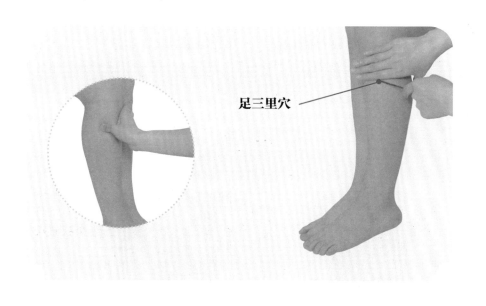

足三里穴

结肠炎

结肠炎起病多缓慢，病情轻重不一，主要症状是腹泻、排脓血便或黏液便，常伴里急后重，排便后可缓解。中医认为本病属"肝脾（胃）不和"的范畴。其病因主要为湿热内侵、饮食不当、情志所伤、脾胃受损、命门火衰等，治疗应以疏肝、理脾、和胃为宜。

特效穴位解析

小肠俞穴：小肠俞穴是小肠的背俞穴，有通肠利腑、清热利湿的作用，小肠的各种不适、腹部疼痛等都可通过按摩此穴来缓解或治疗。

梁丘穴：梁丘穴是足阳明胃经的郄穴，是该经脉中气血汇聚深入的所在，因此，该穴最能反映肠胃功能是否正常。刺激梁丘穴能激发胃经的气血，增强其正气，同时还能治疗胃肠疾病。

特效穴位：小肠俞穴

定位：在骶区，横平第 1 骶后孔，骶正中嵴旁开 1.5 寸。

按摩手法：双手放到臀部，双手拇指指腹按压两侧穴位，做圈状按摩，力度由轻到重，以有酸胀感为度。每次 5 分钟。

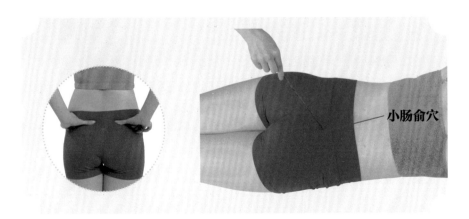

小肠俞穴

特效穴位：梁丘穴

定位：在股前区，髌底上 2 寸，股外侧肌与股直肌肌腱之间。

按摩手法：用拇指指腹稍用力点按梁丘穴，或用中指按压、拇指推和揉，每次约 10 分钟。

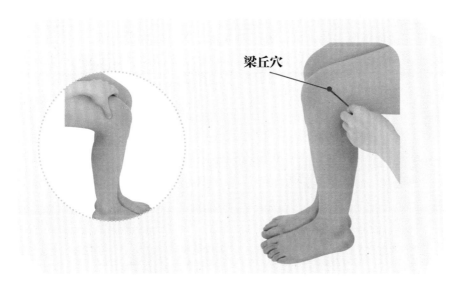

梁丘穴

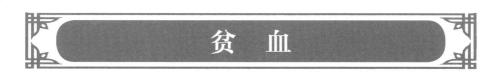

贫　血

在一定容积的循环血液内红细胞计数、血红蛋白量以及红细胞比容低于正常标准者称为贫血。其中以血红蛋白最为重要，成年男性低于 120 克 / 升（12.0 克 / 分升），成年女性低于 110 克 / 升（11.0 克 / 分升），一般可认为贫血。中医认为，血的生成和调节与心、肝、脾、肾等关系密切，脏腑功能正常，则气旺血足，所以治疗贫血要从调理脏腑入手。

特效穴位解析

血海穴：血海穴为足太阴脾经腧穴，是治疗血症的要穴，具有活血化瘀、补血养血、引血归经之功。

脾俞穴：本穴为脾之背俞穴，脾主统血，脾俞穴具有统血、止血的作用，可用于吐血、便血及现代医学的贫血、慢性出血性疾病的治疗。

特效穴位：血海穴

定位：在股前区，髌底内侧端上2寸，股内侧肌隆起处。

按摩手法：坐在椅子上，膝关节弯曲，用拇指用力按揉穴位，可以双手分别按揉两条腿上的穴位，每天早晚各1次，每次5分钟。

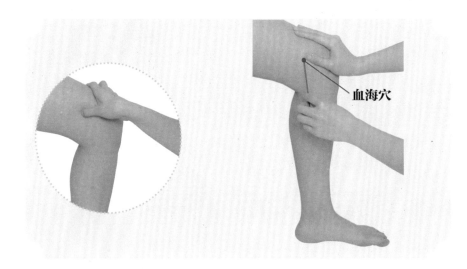

特效穴位：脾俞穴

定位：在背部，第11胸椎棘突下，后正中线旁开1.5寸。

按摩手法：患者取俯卧位，按摩者用双手拇指指腹按揉双侧穴位，力度由轻到重，每次5分钟。

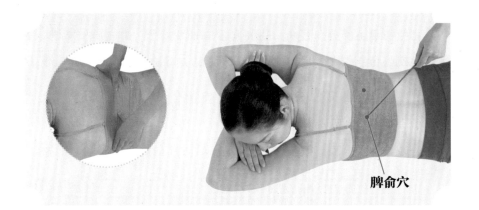

胃下垂

胃下垂是指站立时胃大弯达到盆腔，胃小弯切角迹低于髂嵴连线以下而言。轻者可无明显症状，重者可有上腹不适，多在餐后发生，久坐及劳累后加重，易见饱胀、厌食、恶心、嗳气及便秘等症状，亦可见站立性晕厥、低血压、心悸、眩晕等其他内脏下垂表现。治疗宜健脾益气，升阳举陷。

特效穴位解析

胃俞穴：本穴为足太阳膀胱经腧穴，是胃的背俞穴，具有理气和胃、化湿消滞的功效，经常按摩此穴，对于胃炎、胃溃疡、胃下垂有显著疗效。

下脘穴：本穴属任脉腧穴，又是任脉与脾经的交会穴，经常按摩此穴，具有和胃降逆、化痰安神的作用。

特效穴位：胃俞穴

定位：在脊柱区，第 12 胸椎棘突下，后正中线旁开 1.5 寸。

按摩手法：患者取俯卧位，按摩者用双手拇指指腹按揉两侧穴位，力度由轻到重，每次 5 分钟。

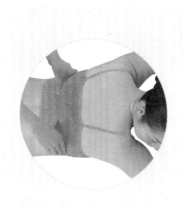

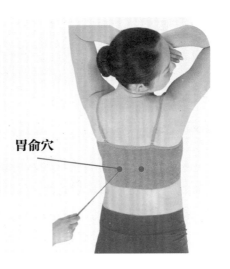

胃俞穴

特效穴位：下脘穴

定位：在上腹部，脐中上2寸，前正中线上。

按摩手法：将食指和中指并拢，按照顺时针的方向按揉穴位5分钟。力度由轻到重，以有热感为度。

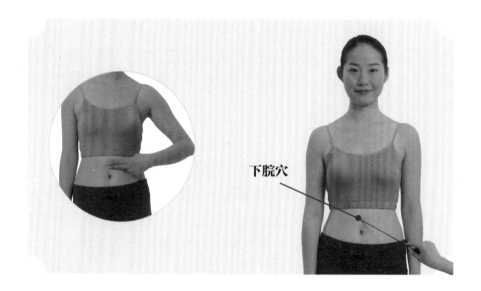

下脘穴

慢性肾炎

慢性肾炎是慢性肾小球肾炎的简称，是一种常见而难治的慢性肾脏疾病。临床以水肿、蛋白尿、血尿、高血压为特征，本病以中青年最多见，男性发病率高于女性。在中医学的"水肿""虚劳""腰痛""眩晕"等病证中有类似记载。

特效穴位解析

肾俞穴：本穴属膀胱经腧穴，具有益肾助阳、纳气利水的作用，经常按摩此穴，能够缓解疲劳乏力，强肾护肾。

水分穴：本穴为任脉上的重要穴位，意指任脉的冷降水液在此分流。

特效穴位：肾俞穴

定位：在腰部，第 2 腰椎棘突下，后正中线旁开 1.5 寸。

按摩手法：患者取俯卧位，按摩者用双手拇指指腹按揉两侧穴位，力度由轻到重，每次 5 分钟。

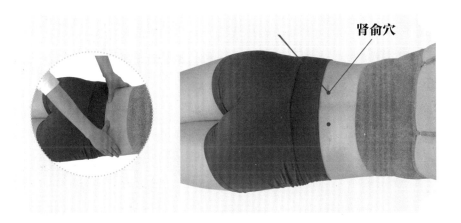

肾俞穴

特效穴位：水分穴

定位：在上腹部，前正中线上，脐中上 1 寸。

按摩手法：将食指和中指并拢，按照顺时针的方向按揉 3 分钟。力度由轻到重，以有热感为度。

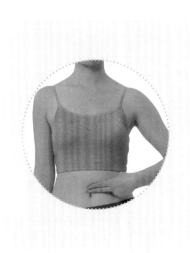
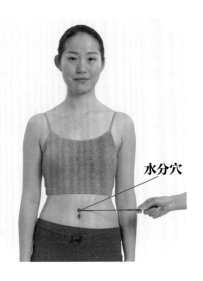

水分穴

慢性胆囊炎

慢性胆囊炎指胆囊慢性炎症性病变，大多为慢性结石性胆囊炎，占85%～95%，少数为非结石性胆囊炎，如伤寒带菌者。本病可由急性胆囊炎反复发作迁延而来，也可慢性起病。老年患者可无临床症状，称无症状性胆囊炎。

特效穴位解析

胆俞穴：本穴属膀胱经腧穴，为胆之背俞穴，有疏肝利胆、理气解郁的功效。

阳陵泉穴：本穴属足少阳胆经，有活血通络、疏调经脉的作用，是治疗胆腑病症的要穴。

特效穴位：胆俞穴

定位：在脊柱区，第 10 胸椎棘突下，后正中线旁开 1.5 寸。

按摩手法：患者取俯卧位，按摩者用双手拇指按揉穴位并做横向拨动，配合阳陵泉穴，对胆道疾病的缓解和治疗效果更加明显。每次 5 分钟。

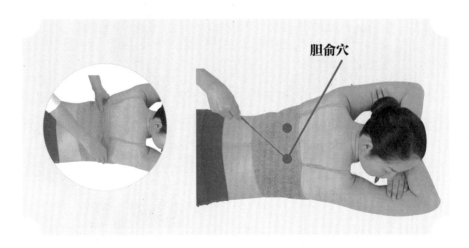

胆俞穴

特效穴位：阳陵泉穴

定位：在小腿外侧，腓骨小头前下方凹陷中。

按摩手法：正坐，用拇指指尖稍用力掐按穴位，以有酸麻胀痛感觉为度。每次 5 分钟。

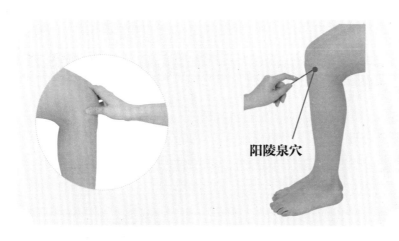

阳陵泉穴

糖尿病

糖尿病是一组以高血糖为特征的代谢性疾病。血糖是指血液中含有的一定浓度的葡萄糖，正常人空腹血糖稳定在 3.9 ～ 6.1 毫摩尔 / 升。当体内胰岛素分泌缺陷或其生物学作用障碍就会引起高血糖。中医称糖尿病为"消渴"，认为主要是由于机体阴阳失调导致的阴虚症状。治疗重在疏通气血、调节阴阳。

特效穴位解析

足三里穴：本穴是足阳明胃经的合穴，人体常用的防病保健要穴，具有补脾益气、和胃调中的功效，特别是对Ⅱ型糖尿病伴有胃轻瘫者有显著疗效。

阳池穴：本穴属手少阳三焦经腧穴，是支配人体全身血液循环和激素分泌的重要穴位，长期按压对糖尿病具有改善作用。

特效穴位：足三里穴

定位：在小腿外侧，外膝眼下 3 寸，距胫骨前缘一横指（中指）。

按摩手法：用拇指指腹稍用力按揉穴位，使局部产生酸胀感觉，每次 10 分钟，空闲时均可按揉。

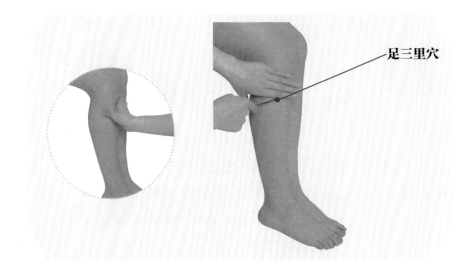

足三里穴

特效穴位：阳池穴

定位：在腕部，腕背侧远端横纹上，指伸肌腱的尺侧缘凹陷中。

按摩手法：用拇指指尖垂直按压穴位，至有酸痛感为度，双手交替按压，每天早晚各 1 次，每次 5 分钟。

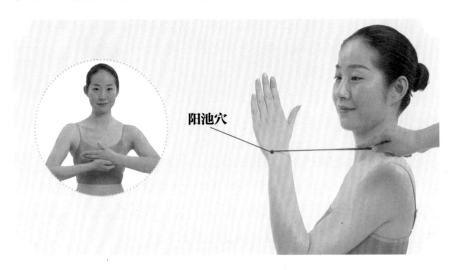

阳池穴

高血压

　　高血压是指体循环动脉收缩期和（或）舒张期以血压持续升高为主要表现的全身性疾病，又称为原发性高血压。中医认为，高血压是因长期情志抑郁，精神过度紧张，以及饮酒过度，嗜食肥甘而导致肝肾阴阳失衡而造成的，所以治疗重在调理肝肾。

特效穴位解析

　　涌泉穴：涌泉穴为全身腧穴的最下部，按摩涌泉穴可刺激肾经，起到通经活络的作用。经常按摩此穴，对养生、治病等都有很好的效果。

　　悬钟穴：本穴属八会穴之一，是足少阳胆经的腧穴，具有通经活络、舒筋止痛的作用，对治疗高血压有较好的辅助疗效。

特效穴位：涌泉穴

　　定位：在足底，屈足卷趾时足心最凹陷中。

　　按摩手法：用拇指指腹稍用力按揉涌泉穴，或用另侧手掌自然轻缓地拍打涌泉穴，力度适中，以足底部有热感为度，每次 3 分钟。

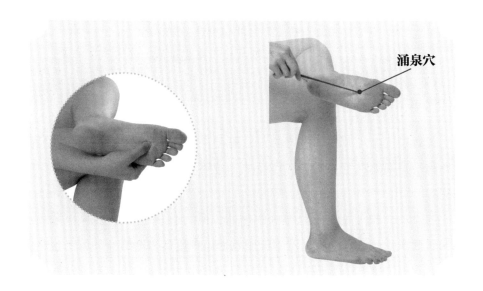

涌泉穴

特效穴位：悬钟穴

定位：在小腿外侧，外踝尖上 3 寸，腓骨前缘凹陷处。

按摩手法：用拇指稍用力按揉穴位，每次 3 分钟。

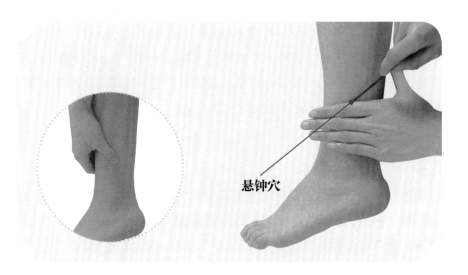

悬钟穴

高脂血症

高脂血症是指血液中的一种或多种脂质的含量超过正常高限时的病症。中医认为高脂血症是由于体内膏脂输布、转化不及，滞留血中，或脾胃健运失司，饮食不能转化为精微反而变生脂浊，混入血中而致。

特效穴位解析

脾俞穴：本穴为脾脏的背俞穴，脾与胃相表里，按摩此穴具有健脾和胃的作用。高脂血症与脾胃失调有关，脾胃功能正常能够有效地防治高脂血症。

丰隆穴：本穴为足阳明胃经的络穴，具有化痰宁神、健脾和胃之功。现代研究表明，该穴具有很好的降脂效果。中医认为高脂血症属于"痰浊"

范畴，古人有"痰多宜向丰隆寻"的说法。因此，经常刺激丰隆穴，对有效降低血脂有帮助。

特效穴位：脾俞穴

定位：在背部，第11胸椎棘突下，后正中线旁开1.5寸。

按摩手法：患者取俯卧位，按摩者用双手拇指指腹按揉两侧穴位，力度由轻到重，每次5分钟。

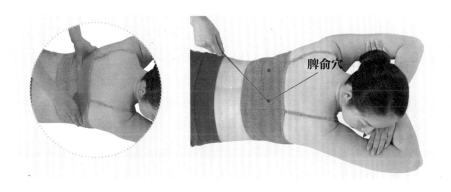

特效穴位：丰隆穴

定位：在小腿前外侧，外踝尖上8寸，距胫骨前缘二横指（中指）。

按摩手法：用拇指指腹稍用力按压穴位，力度由轻到重，以有酸痛感为宜。每天早晚各按压1次，每次3分钟。

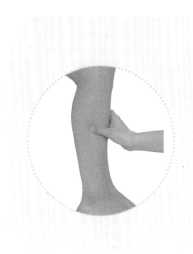

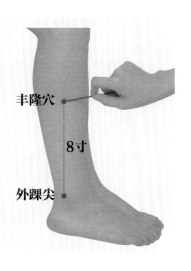

冠心病

冠心病是冠状动脉粥样硬化性心脏病的简称，是指供给心脏营养物质的血管——冠状动脉发生严重粥样硬化或痉挛，使冠状动脉狭窄或阻塞，导致心肌缺血或梗死的一种心脏病，亦称缺血性心脏病。中医认为，冠心病主要由气滞血瘀，血脉瘀阻而致不通所致，平时坚持施行按摩疗法，可收到较好的效果。

特效穴位解析

内关穴：本穴是手厥阴心包经络穴，是八脉交会穴之一，有益心安神、镇静宁神、疏通心脉、理气止痛的功效。《针灸甲乙经》指出："心澹澹而善惊恐、心悲，内关主之"，可见，内关穴是治疗心脏病的重要穴位。

心俞穴：本穴为心之背俞穴，具有调心气、宁心神的作用，可用于治疗心烦、心绞痛等心血管病症。

特效穴位：内关穴

定位：位于腕臂内侧，掌长肌腱与桡侧腕屈肌腱之间，腕横纹上2寸处。

按摩手法：用拇指指尖掐按穴位，或用圆珠笔等物刺激，以有酸胀感为度，每次5分钟。

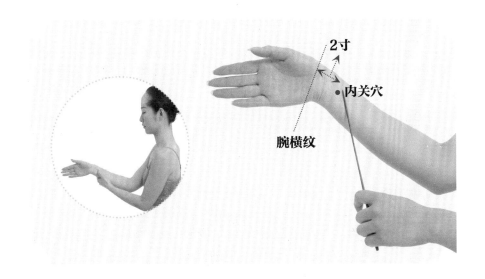

内关穴

2寸

腕横纹

特效穴位：心俞穴

定位：在背部脊柱区，第 5 胸椎棘突下，后正中线旁开 1.5 寸。

按摩手法：患者取俯卧位，按摩者用双手拇指指腹按揉两侧穴位，力度由轻到重，每次 5 分钟。

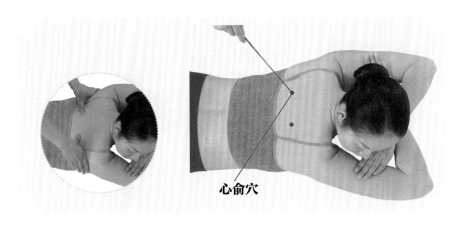

心俞穴

半身不遂

半身不遂即为西医的偏瘫，是指患者左侧或右侧上下肢先觉麻木，继之不能随意运动，常伴见瘫痪侧面部口眼歪斜、言语謇涩，久则患肢枯瘦、麻木不仁的病症，通常见于脑卒中后遗症，中医学又名"偏枯""偏风"。

特效穴位解析

风市穴：本穴属足少阳胆经腧穴，具有祛风湿、利腿足的作用，长期坚持按压此穴，能够有效治疗下肢神经麻痹、半身不遂等疾病。

阳溪穴：本穴属手阳明大肠经腧穴，具有舒筋活络的功效，常用于治疗中风半身不遂等病症。

特效穴位：风市穴

定位：在大腿外侧，直立垂手，以手贴于大腿时，中指尖所指凹陷中即是。

按摩手法：用中指指腹点按穴位，反复多次。也可以握拳，用指节处敲击风市穴。力度可稍重，以感到酸胀痛感为度，每次3分钟。

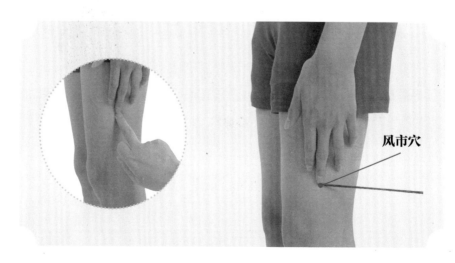

风市穴

特效穴位：阳溪穴

定位：在腕部，腕背侧远端横纹桡侧，桡骨茎突远端，解剖学"鼻烟窝"凹陷中。

按摩手法：用拇指指尖垂直掐按穴位，力度稍重，以产生酸痛感为宜，左右手每次分别掐按 3 分钟。

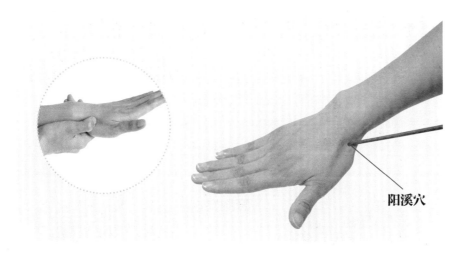

阳溪穴

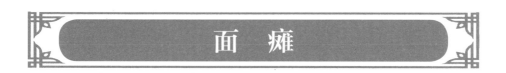

面　瘫

面瘫是以面部表情肌群运动功能障碍为主要特征的一种常见病，一般症状是口眼歪斜，患者面部往往连最基本的抬眉、闭眼、鼓嘴等动作都无法完成。中医认为面瘫多因风邪中络所致。风邪入内，阻遏经络，郁而生痰，痰气交结，气机失畅，便引起口眼歪斜，治疗宜祛风化痰、息风止痉、活血通络。

特效穴位解析

偏历穴：本穴为手阳明大肠经的络穴，经常按摩此穴，有明目聪耳、清热利尿、通经活络之功。

颊车穴：本穴为足阳明胃经腧穴，具有清热祛风、启利牙关的功效，常用于治疗齿痛和面瘫等症。

特效穴位：偏历穴

定位：在前臂，腕背侧远端横纹上3寸，阳溪与曲池连线上。

按摩手法：用拇指指尖掐按穴位，每次2分钟。力度由轻到重，以有酸胀痛感为宜。

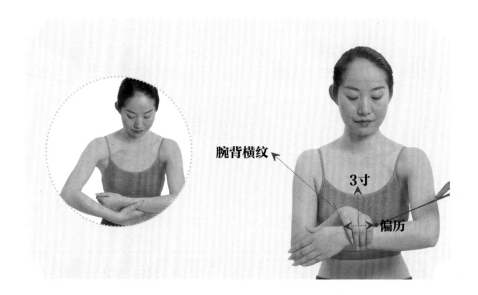

腕背横纹

3寸

偏历

特效穴位：颊车穴

定位：在面部，下颌角前上方1横指（中指）处。

按摩手法：用食指指腹按揉两侧穴位，力度适中，以有酸痛感为度。每次3分钟。配合地仓穴、合谷穴效果更好。

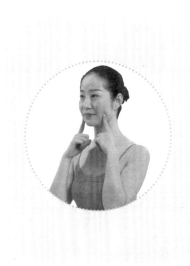
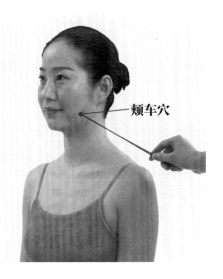

颊车穴

肥胖症

肥胖症是指体内脂肪堆积过多和（或）分布不均匀，体重增加，是遗传因素和环境因素共同作用的结果。另外，肥胖症又是多种复杂情况的综合，常与高血压、糖尿病、血脂异常、缺血性心脏病等相伴出现。

特效穴位解析

梁门穴：本穴属足阳明胃经，具有和胃降逆、消积化滞的功效，为调节中焦水湿的要穴。

天枢穴：本穴是大肠的募穴，具有调理肠腑、活血调经之功效，为治疗肠胃疾病的要穴，肥胖症患者经常按摩此穴可促进消化，缓解便秘症状。

特效穴位：梁门穴

定位：位于人体上腹部，脐中上4寸，前正中线旁开2寸。

按摩手法：用双手拇指指腹同时按揉两侧穴位，力量不宜过重，每次3分钟。

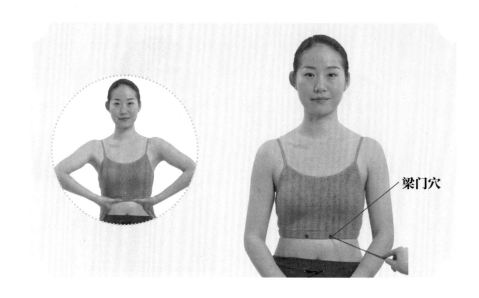

梁门穴

特效穴位：天枢穴

定位：位于腹部，横平脐中，前正中线旁开 2 寸。

按摩手法：用双手拇指指腹按压两侧穴位，力度由轻渐重，缓缓下压，持续 5 分钟，将手指慢慢抬起（但不要离开皮肤），再在原处按揉片刻。

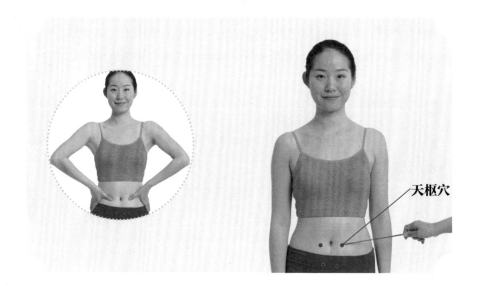

天枢穴

急性腰扭伤

急性腰扭伤是一种常见病，多由姿势不正、用力过猛、超限活动及外力碰撞等，引起软组织受损所致。本病发生突然，常有明显的腰部扭伤史，严重者在受伤当时腰部有撕裂感和响声。

特效穴位解析

外关穴：本穴为手少阳三焦经的络穴，也是八脉交会穴之一，通于阳维脉，主要具有清热泻火、通经活络的功效。

委中穴：本穴为足太阳膀胱经合穴，具有强腰止痛、活血通络的作用，可用于治疗腘筋挛急、腰腿痛、半身不遂及现代医学的坐骨神经痛、脑卒中后遗症。

特效穴位：外关穴

定位：在前臂后区，腕背侧远端横纹上 2 寸，尺骨与桡骨间隙中点。

按摩手法：用拇指指尖掐按穴位，力度不宜过重，每次 3 分钟。

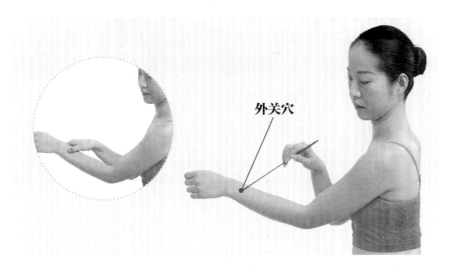

外关穴

特效穴位：委中穴

定位：在膝后区，横纹中点，当股二头肌腱与半腱肌腱的中间。

按摩手法：用食指指腹稍用力按压穴位，每次 3 分钟，每天 1 次。两腿交替进行。

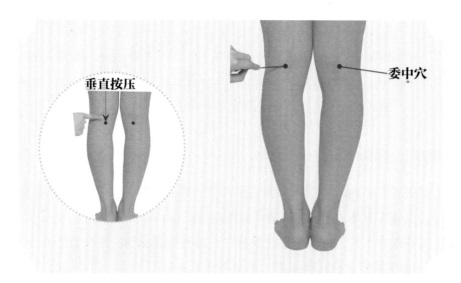

垂直按压

委中穴

颈椎病

　　颈椎病是由于颈椎间盘退行性病变、颈椎骨质增生所引起的综合征，临床常表现为颈、肩臂、肩胛上背及胸前区疼痛，手臂麻木，肌肉萎缩，甚至四肢瘫痪。中医认为本病多为肝肾亏虚、血凝气滞、经络受阻所致。治疗应以散寒止痛、疏通经脉为主。

特效穴位解析

　　肩外俞穴：本穴为手太阳小肠经腧穴，有舒筋活络、祛风止痛的作用。

按摩此穴对缓解并治疗肩部僵硬、项背拘急、肩背疼痛、上肢冷痛非常有效，是治疗颈椎病的首选穴位。

大杼穴：本穴为足太阳膀胱经腧穴，经常按压此穴，可以保证颈肩部经脉气血的流通，使颈椎病的症状得到改善。

特效穴位：肩外俞穴

定位：在脊柱区，第 1 胸椎棘突下，后正中线旁开 3 寸。

按摩手法：患者取坐位或俯卧位，按摩者用拇指指腹按压穴位，力度适中，左右两侧每次各按压 5 分钟，或在颈椎疼痛时随时按压。

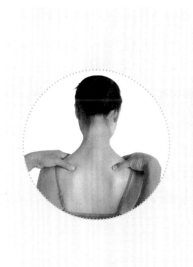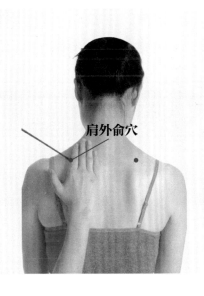

肩外俞穴

特效穴位：大杼穴

定位：在脊柱区，第 1 胸椎棘突下，后正中线旁开 1.5 寸。

按摩手法：用中指指腹稍用力按压，每次左右两侧穴位各按揉 3 分钟，每天 2～3 次。

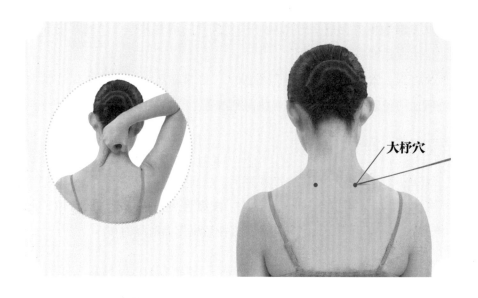

大杼穴

落 枕

落枕好发于青壮年，其主要症状是一侧项背肌肉酸痛，活动受限。中医认为，落枕多是由于局部经筋组织在伸展状态下过久而疲劳，致使局部经络气血凝滞，又受风寒侵袭，导致经络不通则痛。治疗当以疏通经络、解除痉挛为主。

特效穴位解析

后溪穴：本穴为手太阳小肠经之腧穴，八脉交会穴之一，通于督脉，为治疗头项痛的常用有效穴。

肩井穴：本穴为足少阳胆经腧穴，根据"经脉所过，主治所在"的规律，是治疗肩背痹痛、上肢不遂、头痛、下肢痿痹的常用穴。

特效穴位：后溪穴

定位：在手内侧，第5掌指关节尺侧，横纹头赤白肉际处。

按摩手法：用拇指指尖掐按患侧后溪穴3分钟。力度不宜过重，以有酸痛感为宜。或用"切菜式"手法进行刺激：将双手后溪穴的部位对准桌子沿，然后手掌立起，以手为刀，做切菜状，每只手做 50 下。

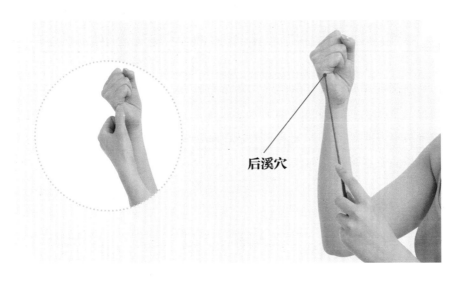

后溪穴

特效穴位：肩井穴

定位：在肩胛区，第 7 颈椎棘突与肩峰最外侧点连线的中点。

按摩手法：患者取俯卧位，按摩者用双手拇指指腹垂直用力按压穴位，力度由轻到重，至有酸麻胀痛感为宜。每次按压 5 分钟。

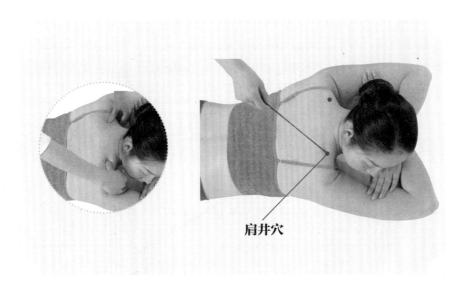

肩井穴

肩周炎

肩周炎又称肩关节组织炎，是肩周肌肉、肌腱、滑囊和关节囊等软组织的慢性炎症，50岁左右的人比较常见。中医学认为本病是由于风寒湿邪侵袭肩部经脉，导致肩部经脉气机阻滞，气血不畅所致。因此，其治疗重点应在疏通肩部经脉，通利气血。

特效穴位解析

三间穴：肩周炎发病与阳气不足关系密切，中老年人体内的阳气呈逐渐衰退状态，所以肩周炎发病率较高。三间穴为手阳明大肠经腧穴，手阳明大肠经是手三阳经中阳气最旺盛的一条经脉，经常刺激三间穴可以治疗肩周炎。

天宗穴：本穴属手太阳小肠经腧穴，循行于颈肩部，具有较强的疏通经络、止痹痛之功，对颈肩部疼痛、上肢酸痛等病症有较好疗效。

特效穴位：三间穴

定位：在手背，第2掌指关节桡侧近端凹陷中。

按摩手法：可以用拇指指尖按、掐、揉三间穴，也可以用发卡的一端进行刺激。刺激穴位的同时可以活动肩部，以增强疗效，每次10分钟。力度适中，至有酸胀压痛感为度。

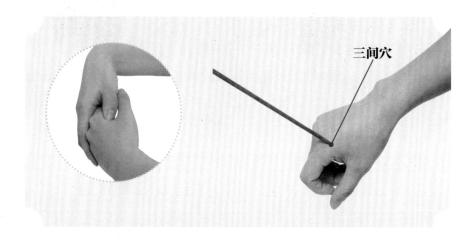

三间穴

特效穴位：天宗穴

定位：在肩胛区，肩胛冈中点与肩胛骨下角连线上 1/3 与下 2/3 交点凹陷中。

按摩手法：用拇指指腹垂直用力按压穴位，力度由轻到重，至有酸麻胀痛感觉为宜。每次 5 分钟。

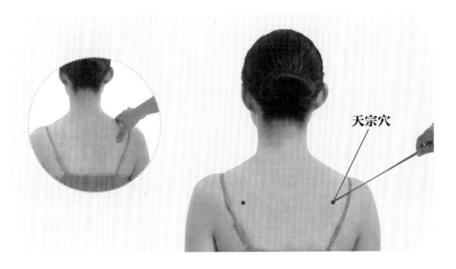

天宗穴

关节炎

关节炎是指由炎症、感染、创伤或其他因素引起的关节炎性病变，其主要特征是关节红、肿、热、痛和功能障碍。中医认为，当关节外感风、寒、湿、邪及外伤，使得关节经脉闭阻，就会导致气血不畅而发生疼痛。治疗关节疼痛应从疏通经络气血入手。

特效穴位解析

鹤顶穴：本穴属经外奇穴，擅长健脾利湿，为祛湿化痰要穴，善治湿邪为患的疾病。

膝眼穴：本穴位于膝关节处，有活血通络、疏利关节的功效，是治疗膝关节疼痛的奇效穴。

特效穴位：鹤顶穴

定位：在膝前区，髌底中点的上方凹陷中。

按摩手法：食指指腹用力按压，并做环状运动，每次 3 分钟，每日 2 次。

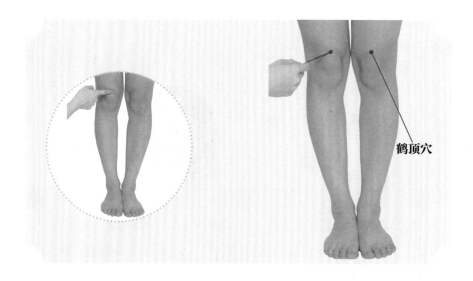

鹤顶穴

特效穴位：膝眼穴

定位：屈膝，在髌韧带两侧的凹陷处，在内侧的称内膝眼，外侧的称外膝眼。

按摩手法：用双手拇指和中指同时按揉内、外膝眼穴。力度适中，每次 5 分钟，每日 2 次。

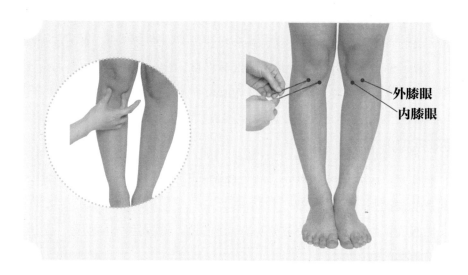

外膝眼
内膝眼

腰椎间盘突出

腰椎间盘突出症是由于遭受外力和椎间盘自身的退变，致椎间盘的纤维环破裂和髓核组织突出，压迫和刺激神经根引起腰痛和下肢放射性痛，并可出现神经功能障碍的一种病症。

中医认为按摩以理筋通络为主。

特效穴位解析

委中穴：本穴为足太阳膀胱经合穴，具有强腰止痛、活血通络的作用。委中穴是治疗腰背疾病的常用要穴，中医治病自古就有"腰背委中求"的经验。

阳陵泉穴：本穴为八会穴之筋会，为筋气汇聚之处，有舒筋壮筋之效，是治疗下肢筋病要穴。

特效穴位：委中穴

定位：在膝后区，横纹中点，当股二头肌腱与半腱肌腱的中间。

按摩手法：用食指指腹用力按揉，每次 5 分钟。

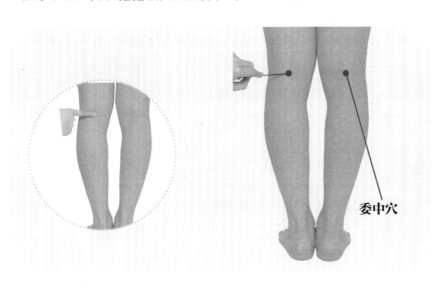

委中穴

107

特效穴位：阳陵泉穴

定位：在小腿外侧，腓骨小头前下方凹陷中。

按摩手法：用拇指指尖稍用力掐按穴位，以有酸麻胀痛感觉为度。先左后右，两侧穴位每次各按揉 3 分钟。每日 2 次。

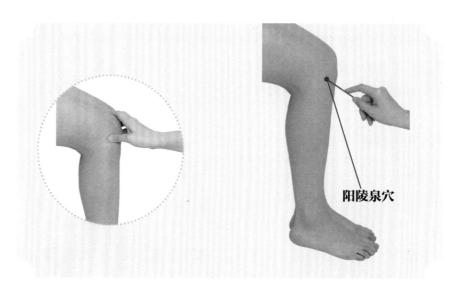

阳陵泉穴

足跟痛

足跟痛是足跟部骨刺形成或无明显原因致周围神经及感受器受刺激后产生的无菌性炎性反应，疼痛只在局部，不会出现放射痛、扩散痛。中医认为，足跟痛多属肝肾阴虚、痰湿、血热等所致。治疗方法应以疏肝、养肾为主。

特效穴位解析

然谷穴：本穴是足少阴肾经之荥穴，位于足跟部，是治疗足跟痛的特效穴。

太溪穴：本穴为肾经之输穴，"输主体重节痛"，故太溪可激发足少阴肾经之经气，疏通经络，促进气血运行而止痛，对踝关节扭伤、足跟痛有一定疗效。

特效穴位：然谷穴

定位：在足内侧缘，足舟骨粗隆下方，赤白肉际处。

按摩手法：用拇指指腹按揉穴位，力度由轻到重，每次 3 分钟。

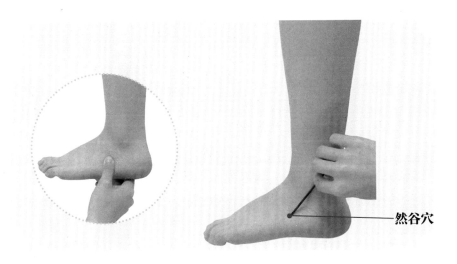

然谷穴

特效穴位：太溪穴

定位：位于足内侧，内踝后方，当内踝尖与跟腱之间的凹陷处。

按摩手法：用拇指指腹按揉穴位，力度由轻到重，每次 3 分钟。

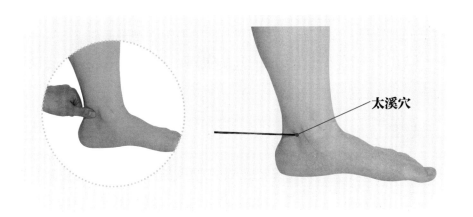

太溪穴

颈肩综合征

颈肩综合征是由于颈椎长期受到不良外界因素刺激，造成颈部神经或血管受到压迫引起的颈肩部酸麻胀痛等症状。中医认为，本病的发生是由于颈肩部经脉受损，气血运行不畅，经络不通、气滞血瘀而致。治疗主要以疏通经络气血为主。

特效穴位解析

手三里穴：本穴属手阳明大肠经合穴，是治疗身体麻痹、瘫痪、肌肉萎缩、知觉迟钝的要穴，特别是颈肩酸痛、肩周炎，不失为首选之穴。

肩髎穴：本穴为手少阳三焦经腧穴，具有祛风湿、利关节的功效。本穴可改善动脉血管弹性，增加肢体血液循环，使血流量增加，改善肩关节周围的血液供应。

特效穴位：手三里穴

定位：在前臂，肘横纹下 2 寸，阳溪与曲池连线上。

按摩手法：用拇指指端按压穴位，以感到酸胀为宜。每次 3 分钟。

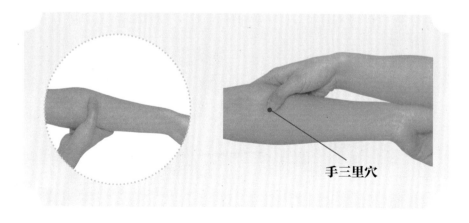

手三里穴

特效穴位：肩髎穴

定位：在三角肌区，肩峰角与肱骨大结节两骨间凹陷中。

按摩手法：用中指按压此穴位，双手交替进行，每次 3 分钟。

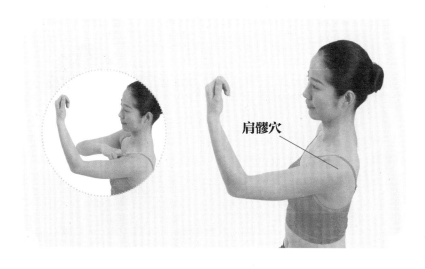

肩髎穴

四肢麻木

中医认为，四肢麻木是由于感受风邪或局部瘀阻所致，治疗应活血化瘀、解表通络，对于上肢和下肢麻木，各有不同的特效穴位可以缓解。

特效穴位解析

曲池穴：本穴为手阳明大肠经合穴，具祛风湿、利关节、止痹痛之功，是治疗上肢臂痛筋缓，或半身不遂、漏肩风、肩臂不举等经络病症的常用穴。

阳陵泉穴：本穴是八会穴之筋会，为筋气聚会之处，故阳陵泉穴是治疗筋病的要穴，具有舒筋和壮筋的作用；该穴也是足少阳胆经与手少阳的交会穴，是治疗肩臂痛的常用特效穴。

特效穴位：曲池穴

定位：在肘区，尺泽与肱骨外上髁连线的中点处。

按摩手法：用拇指按压穴位，以有酸麻感为度，可缓解手臂麻木，也可用牙签、笔等工具刺激穴位。每次 3 分钟。

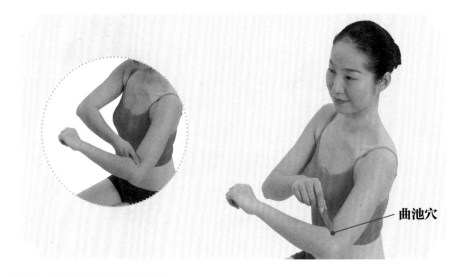

曲池穴

特效穴位：阳陵泉穴

定位：在小腿外侧，腓骨小头前下方凹陷中。

按摩手法：用拇指指尖稍用力掐按穴位，有酸麻胀痛感觉为宜。每次 3 分钟。也可用艾条灸 10 分钟，以皮肤微热发红为度。

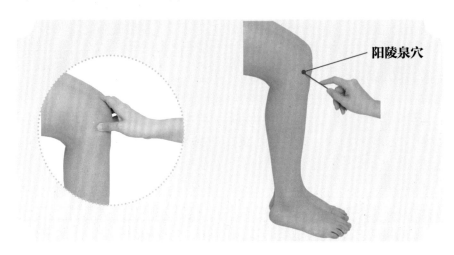

阳陵泉穴

月经不调

月经不调是妇科常见疾病，主要是指月经的期、量、色、质出现异常。其临床表现为月经周期和经量的紊乱，月经时多时少，有时淋漓不尽，经质的稀、稠、颜色不正常。中医以针灸、按摩结合具体辨证进行治疗，疗效显著。

特效穴位解析

关元穴：本穴为小肠之募穴，是补养肾气、增强机体抗病能力的首选要穴，也是妇产科疾病常用的特效穴。

子宫穴：本穴位于小腹部，为胞宫所在之处，该穴具有良好的活血调经、理气止痛之功，常用于治疗女性月经不调、痛经、闭经、盆腔炎等症。

血海穴：本穴是足太阴脾经腧穴，为脾经所生之血的聚集之处，具有活血化瘀、补血养血、引血归经之功。月经不调者可经常按摩此穴调理。

特效穴位：关元穴

定位：在下腹部，脐中下 3 寸，前正中线上。

按摩手法：用手掌贴于穴位上，顺时针按揉，至发热为度，每次 10 分钟。

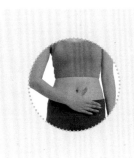
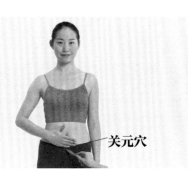

关元穴

特效穴位：子宫穴

定位：在下腹部，脐中下 4 寸，前正中线旁开 3 寸。

按摩手法：将食指和中指并拢，按揉穴位，力度适中，至发热为度，每次 5 分钟。

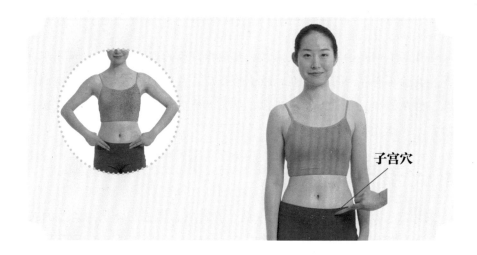

子宫穴

特效穴位：血海穴

定位：在股前区，髌底内侧端上 2 寸，股内侧肌隆起处。

按摩手法：膝关节弯曲，用拇指用力按揉穴位，可以双手同时按揉两条腿上的穴位，每天 1 次，每次 5 分钟。

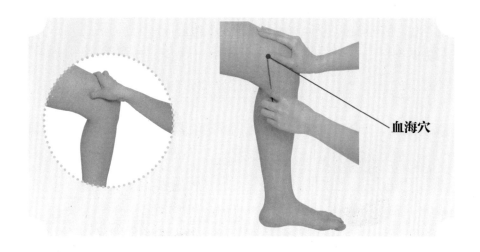

血海穴

痛　经

痛经系指经期前后或行经期间，出现下腹部痉挛性疼痛，分原发性和继发性两种。中医认为痛经主要是由于气血不通、气滞血瘀等所致。治疗当调气、活血、散瘀，以净化脏腑，从而恢复人体气血正常循行，所谓通则不痛。

特效穴位解析

地机穴：本穴为足太阴脾经之郄穴，为血中之气穴，能活血祛瘀、调经止痛，是治疗痛经的首选穴。

水泉穴：本穴为足少阴肾经郄穴。郄穴是各经经气深聚的部位，主治妇科、生殖系统疾病等。经常按摩水泉穴对缓解痛经有很好的效果。

特效穴位：地机穴

定位：在小腿内侧，阴陵泉下 3 寸，胫骨内侧缘后际。

按摩手法：用拇指指腹稍用力按压穴位，每次 3 分钟，以感到酸痛为宜。

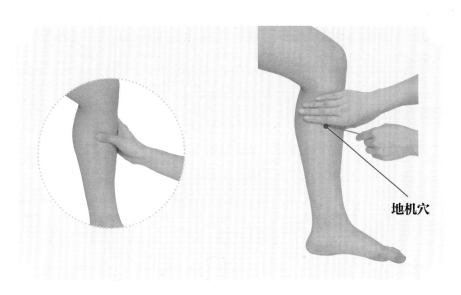

地机穴

特效穴位：水泉穴

定位：在足跟区，当太溪穴直下 1 寸，跟骨结节内侧凹陷中。

按摩手法：用拇指指端按压水泉穴，以感到酸麻胀为度，每次 3 分钟。

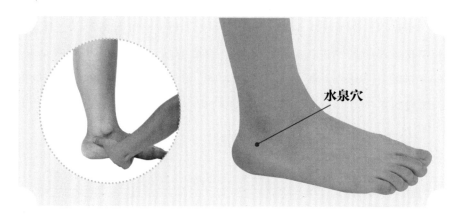

水泉穴

急性乳腺炎

急性乳腺炎俗称"奶疖"，中医学称"乳痈"，是乳腺的急性化脓性疾病，多见于初产妇的哺乳期。根据中医辨证，此病多系情志不畅，肝气郁结，阳明热毒壅盛，气血瘀滞，乳络阻塞或血热内蕴，复感毒热外邪所致，一般为实证、热证。

特效穴位解析

至阳穴：本穴位于胸膺部，具有宣通心胸部阳气、清利上焦湿热之功，能够止痛消痈，对急性乳腺炎有极佳的清热消痈作用。

少泽穴：本穴为手太阳小肠经腧穴，有通经活络、散瘀破结的作用。常用于治疗乳腺炎症。

特效穴位：至阳穴

定位：在脊柱区，第 7 胸椎棘突下凹陷中，后正中线上。

按摩手法：患者取俯卧位，按摩者用拇指指腹垂直用力按压穴位，力度由轻到重，至有酸麻胀痛感觉为宜，每次 3 分钟。

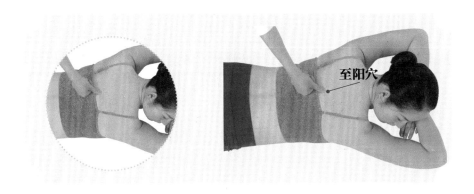

特效穴位：少泽穴

定位：小指尺侧指甲角旁 0.1 寸。

按摩手法：用拇指指端稍用力掐按少泽穴，至有酸痛感为宜，每次 3 分钟。

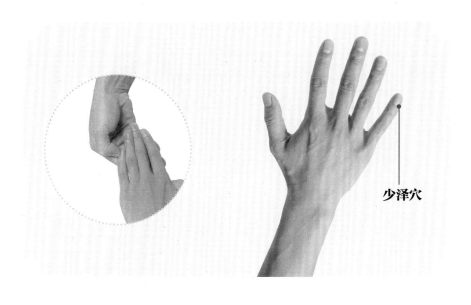

第三章　特效穴按摩治疗常见病

乳腺增生

乳腺增生是妇女常见的乳腺疾病，特点是乳腺组成成分的增生，在结构、数量及组织形态上表现出异常，故称为囊性增生病或乳腺结构不良症。多发于30～50岁女性，发病高峰年龄为35～40岁。

特效穴位解析

膻中穴：本穴为心包募穴，八会穴之气会，位于两乳中间，能行气解郁，可治疗乳腺系统疾病。

乳根穴：本穴为足阳明胃经腧穴，有通乳化瘀、宣肺理气的作用。

特效穴位：膻中穴

定位：在胸部，横平第4肋间隙，前正中线上。

按摩手法：手握空拳，以不感到疼痛的力度敲击膻中穴，每次2分钟，每天2次。

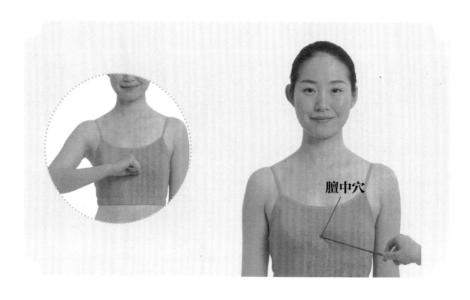

膻中穴

特效穴位：乳根穴

定位：在胸部，第5肋间隙，前正中线旁开4寸。

按摩手法：用食指指腹按揉两侧穴位，每次2分钟，每天2次。

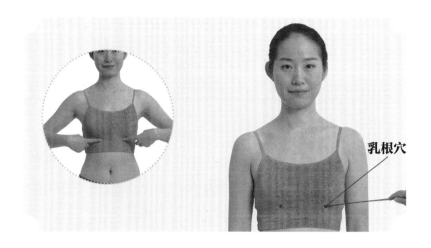

乳根穴

更年期综合征

更年期综合征主要表现为记忆力减退、失眠、焦虑、抑郁、神经过敏、哭笑无常等。中医称为"经断前后诸症"，多因妇女经水将断，先天肾气渐衰，导致机体阴阳失调，经脉失于温养而出现一系列脏腑功能紊乱的证候。当以综合调理为主，以使阴阳和顺，使症状得到缓解。

特效穴位解析

足三里穴：本穴是足阳明胃经的主要穴位之一，是一个强壮身心的保健大穴。经常按摩足三里穴能调节机体免疫力，增强抗病能力。

百会穴：头为诸阳之会，而百会穴则为各经脉气汇聚之处，有通达阴阳脉络，连贯周身经穴的作用。按摩百会穴，既可安神定志，又可醒神开窍。对于缓解更年期综合征导致的烦躁、失眠、多梦等效果很好。

特效穴位：足三里穴

定位：在小腿外侧，犊鼻下 3 寸，犊鼻与解溪连线上。

按摩手法：用拇指指腹稍用力按压穴位，至有酸胀痛感为度，每次 5 分钟。

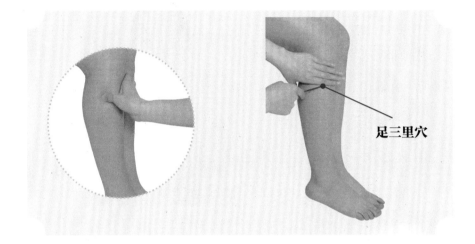

足三里穴

特效穴位：百会穴

定位：在头部，前发际正中直上 5 寸。

按摩手法：双手中指相叠按压在穴位上，同时向下稍用力揉按穴位，至有酸胀感为度，每次 3 分钟。

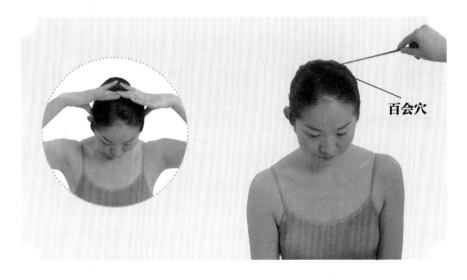

百会穴

· 男科疾病 ·

阳 痿

　　阴茎不能勃起、勃起不坚或坚而不持久，以致不能性交者，称为阳痿。中医认为，本病多因纵欲过度，损伤肾气，命门火衰，宗筋失养，或恐惧伤肾所命门穴致。治疗当温肾补阳、补益心脾、清泄肝胆。

特效穴位解析

　　命门穴：本穴为督脉腧穴，是人体生命元气的重要门户，有培补肾阳、通利腰脊的功能，是治疗肾阳不足、命门火衰而致男女不育症、阳痿等要穴之一。

　　会阳穴：本穴名意指膀胱经经气由此会合督脉阳气，有散发水湿、补阳益气的功效。阳气由本穴循膀胱经传于上下二部及臀之各部，所以经常按摩此穴可促进阳气上升，对生殖系统疾病有缓解和治疗作用。

特效穴位：命门穴

　　定位：在脊柱区，第 2 腰椎棘突下凹陷中，后正中线上。

　　按摩手法：患者取俯卧位，按摩者用拇指指腹按揉穴位，力度由轻到重，每次 5 分钟。

命门穴

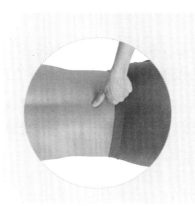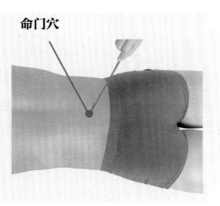

特效穴位：会阳穴

定位：在骶尾部，尾骨尖旁开 0.5 寸。

按摩手法：取站位，握拳，以食指的掌指关节突起按揉会阳穴，左右侧交替进行，以稍感酸痛为度，每次 5 分钟，每天 2 次。

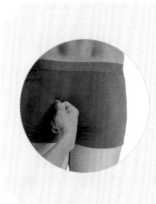
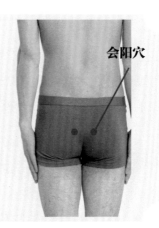

会阳穴

前列腺疾病

前列腺疾病是男性的常见病，多发生于 20～40 岁的青壮年。中医认为，前列腺疾病属"白浊""精浊"范畴，是由于下焦湿热、气化失调所致。治疗前列腺疾病需要从调理脏腑入手，以清利湿热、通调水道、升清降浊为主。

特效穴位解析

三阴交穴：本穴是脾、肾、肝三经交会之处，经常按摩三阴交穴，可以调补肝、脾、肾三经气血，有助于缓解前列腺疾病症状。

阴陵泉穴：本穴是足太阴脾经之合穴，擅长健脾利湿，为祛湿化痰要穴，善治湿邪为患的疾病。《杂病穴法歌》中曾提到"小便不通阴陵泉"，可见此穴对于泌尿系统诸病有独特的治疗效果。

特效穴位：三阴交穴

定位：在小腿内侧，内踝尖上 3 寸，胫骨内侧缘后际。

按摩手法：用拇指指尖垂直按压穴位，以有酸痛感为宜。力度适中，每次 3 分钟。

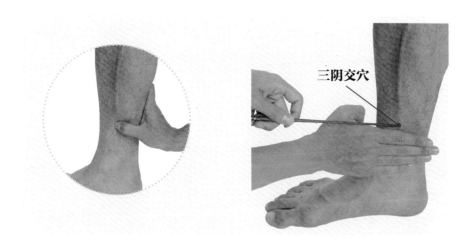

特效穴位：阴陵泉穴

定位：在小腿内侧，胫骨内侧髁下缘与胫骨内侧缘之间的凹陷中。

按摩手法：用拇指指尖从下往上用力按揉，以有刺痛和微酸的感觉为宜。每天早晚各按揉 1 次，每次 3 分钟。

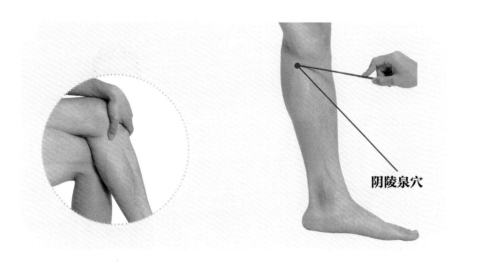

性欲低下

性欲低下指的是持续地或反复地对性生活的欲望不足或完全缺乏。中医认为，本病主要为七情所伤，与精神因素有关。此外，也与身体虚弱或因患其他疾病而导致脏腑、经络功能失常有关。

特效穴位解析

气海穴：本穴为元气之海，是具全身性强壮作用的要穴之一。该穴具有补气理气的作用，可用于下焦气虚，元气虚弱，又能通调三焦气机阻滞，对于阳气不足、生气乏源所导致的虚寒性疾患有较好的疗效。

长强穴：本穴既是督脉的末端，又是与任脉阴血象衔接的关键点。经常按摩此穴可调节阴阳平衡，尤其对与肾经相关的病症有较好的治疗作用。

特效穴位：气海穴

定位：在下腹部，脐中下 1.5 寸，前正中线上。

按摩手法：食指中指并拢，用指腹揉穴位，力度适中，以感到发热为度，每天 3 次，每次 3 分钟。

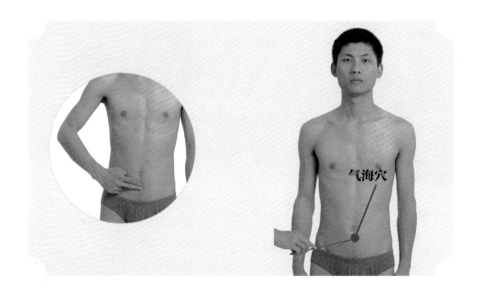

气海穴

特效穴位：长强穴

定位：在尾骨端下，尾骨端与肛门连线中点处即是。

按摩手法：患者取俯卧位或站位，按摩者用拇指指腹稍用力按压穴位，每次 3 分钟，至有酸胀痛感为度。

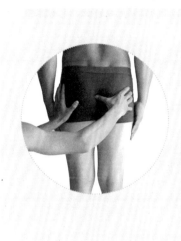

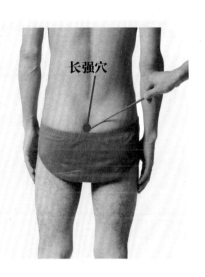

长强穴

· **儿科疾病** ·

小儿感冒

小儿感冒即上呼吸道感染，是小儿时期最常见的疾病。该病主要侵犯鼻、咽、扁桃体、喉等部位，亦可累及邻近器官导致中耳炎、结膜炎、副鼻窦炎、颈淋巴结及咽后壁脓肿。小儿急性上呼吸道感染一年四季均可发生，多见于冬春两季气候变化大的季节。本病多由病毒感染引起，少数由细菌致病，也有细菌、病毒的混合感染。

特效穴位解析

肺俞穴：本穴是肺经的背俞穴，通过肺俞调整肺脏功能，能够增强卫气，对小儿感冒具有较好的调节作用。

三关穴：本穴是儿童专属特效穴，位于鱼际到曲池之间，有补气行气、温阳散寒、发汗解表的作用。

特效穴位：肺俞穴

定位：在脊柱区，第3胸椎棘突下，后正中线旁开1.5寸。

按摩手法：用双手拇指指腹按揉两侧穴位，力度由轻到重，每次3～5分钟。

特效穴位：三关穴

定位：在前臂桡侧缘，位于鱼际到曲池之间，呈一直线。

按摩手法：用拇指或食指、中指指腹自鱼际推向曲池，力度适宜，推3分钟。

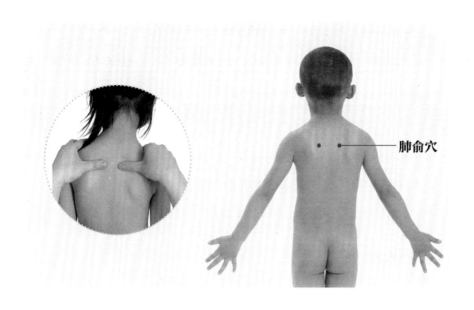

肺俞穴

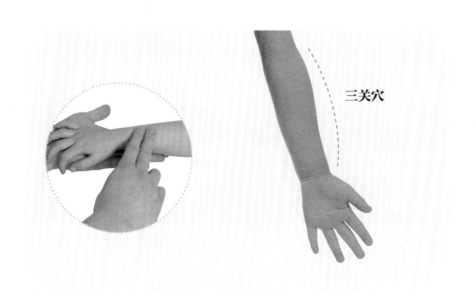

三关穴

小儿积滞

小儿积滞是指小儿伤于乳食，食物停留体内不消化形成的一种脾胃病症，也是消化不良的一种表现。一年四季均可发病，夏秋季节发病率略高，任何年龄段儿童都可患此病，但以婴幼儿为多见。积滞在临床上主要表现为不思乳食、呕吐腐酸乳食、大便不调、腹部胀满、形体瘦弱等。

特效穴位解析

内八卦穴：本穴在掌心处，顺时针按摩具有宽胸利膈、理气化痰、行滞消食的功效，逆时针按摩能降气平喘。

四横纹穴：本穴在掌面，四指第一指间关节横纹处。掐四横纹穴能退热除烦、散瘀结，推四横纹穴能调中行气、和气血、消胀满。四横纹穴是治疗小儿疳积的要穴。

特效穴位：内八卦穴

定位：在手掌面，以掌心为圆心，从圆心至中指根横纹的2/3处为半径，做圆周推拿，内八卦穴在此圆周上，即乾、坎、艮、震、巽、离、坤、兑8个方位。

按摩手法：食指、中指并拢，用指腹推运，自乾卦始，至兑卦止，力度适宜，按摩5分钟。

特效穴位：四横纹穴

定位：在掌面，食指、中指、无名指、小指第一指间关节的四条横纹处。

按摩手法：用拇指指端分别掐按四横纹，力度适宜，掐按3分钟。

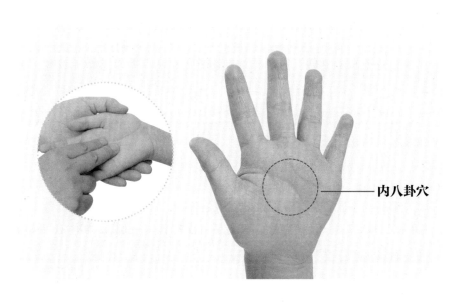

内八卦穴

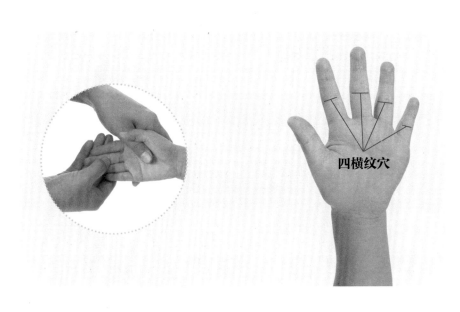

四横纹穴

小儿肺炎

肺炎为小儿常见病，3岁以内的婴幼儿在冬、春季患肺炎较多，可由病毒或细菌引起。不论哪种病原体引起的肺炎，孩子均有不同程度的发热、咳嗽、呼吸困难和肺部啰音等。肺炎起病可缓可急，一般多在上呼吸道感染后数天至1周左右发病。

特效穴位解析

肺经穴：本穴是儿童的专属特效穴，根据按摩手法分为补法和泻法，补法可以补益肺气，泻法能宣肺清热。

六腑穴：本穴为清热凉血解毒的要穴，主治一切实热证。

特效穴位：肺经穴

定位：在无名指掌面末节。

按摩手法：自无名指掌面末节指纹向指尖方向直推，力度适宜，推5分钟。

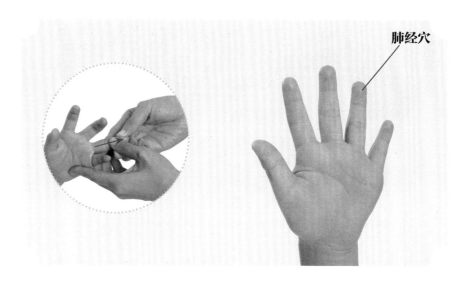

肺经穴

特效穴位：六腑穴

定位：在手臂部，由肘起至腕横纹处的尺侧。

按摩手法：用食指和中指指腹自肘部推向腕部，力度适中，推 3 分钟。

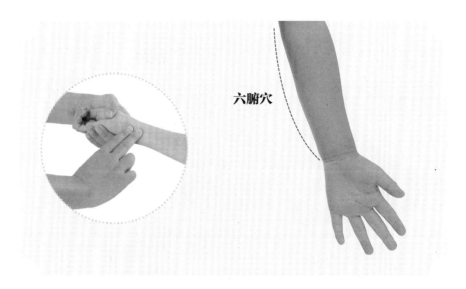

六腑穴

小儿盗汗

盗汗是指小儿睡时汗出，醒后即收，收后无恶寒，反而觉得热的现象。临证若兼见心烦少寐、口干、手足心热、神疲、语声无力、口唇发红者，为气阴两虚，治宜益气养阴。此外，小儿也有实证盗汗，如夜睡不宁、磨牙、说梦话、烦躁、尿赤等，为肝火湿热熏蒸所致，治疗宜清肝利湿。

特效穴位解析

心经穴：按摩心经穴分为泻法和补法。一般多用泻法，即从中指掌面指根推向指尖，有清心退热的作用。

肾经穴：按摩肾经穴具有补肾益脑、温养下元、清利下焦湿热的功效。

特效穴位：心经穴

定位：在中指掌面末节螺纹面。

按摩手法：由中指指根推至指尖，力度不宜过重，推 5 分钟。

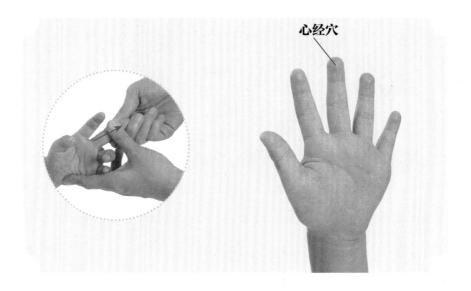

心经穴

特效穴位：肾经穴

定位：在小指掌面末节螺纹面。

按摩手法：自小指指尖推向指根，力度适中，推 3 分钟。

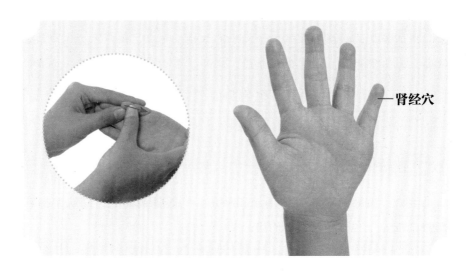

肾经穴

小儿腹泻

由于孩子的脾胃要比成年人脆弱很多，一旦吃了太多油腻或者生冷的东西，就会伤到脾胃，导致腹泻。一般情况下，孩子在脾胃不适的时候表现为腹部胀痛、恶心呕吐、发热、食欲差、消瘦等。但孩子腹泻也有很多类型，父母可以仔细观察孩子的具体情况来分辨其究竟属于哪一种腹泻，然后采用不同的按摩手法。

特效穴位解析

板门穴：推揉板门穴能健脾和胃、消食化滞，多用于小儿腹胀、腹泻、呕吐等症。由板门穴推揉至腕横纹有止泻作用。

脊柱穴：捏脊疗法是针对小儿的一种保健祛病方法，具有促进气血运行、通畅经络、安定神气、调和脏腑的作用。

特效穴位：板门穴

定位：拇指下、手掌桡侧赤白肉际处。

按摩手法：用拇指自板门穴推向腕横纹，力度适中，推3分钟。

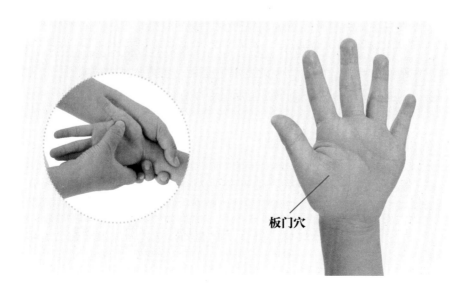

板门穴

特效穴位：脊柱穴

定位：在背部，自大椎至长强呈一直线。

按摩手法：沿脊柱两侧自长强穴向上边捏边放，一直推到大椎穴。捏脊时间不宜过长，3 分钟即可。

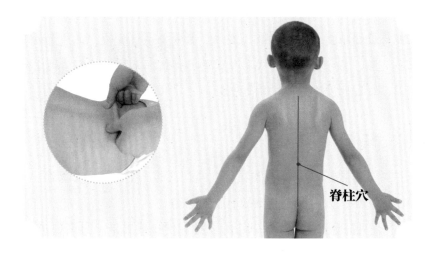

脊柱穴

小儿支气管炎

小儿支气管炎通常是由感冒等病毒性感染引起的并发症，是小儿常见的一种急性上呼吸道感染。小儿支气管炎病发时，会出现咳嗽、发热、胸咳痛、咳痰、呕吐、呼吸困难等症状，在药物治疗的基础上，配合按摩治疗有利于消除发热、咳嗽等症状，从而缩短病程。

特效穴位解析

天门穴：本穴也叫攒竹穴，按摩天门穴有疏风解表、醒脑止痛、镇静安神的功效。

定喘穴：本穴是治疗咳嗽、肺炎、哮喘的特效穴。按摩定喘穴，能肃降肺气、定喘止咳。

特效穴位：天门穴

定位：两眉中间至前发际呈一直线，即额头的正中线。

按摩手法：用拇指自下而上交替直推，力度适中，双手交替进行，每次 3 分钟。

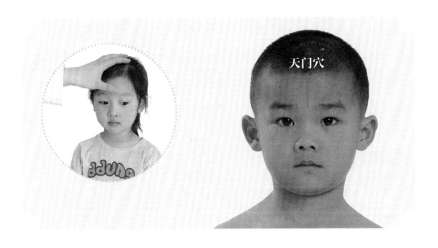

特效穴位：定喘穴

定位：在脊柱区，横平第 7 颈椎棘突下，后正中线旁开 0.5 寸，左右各一穴。

按摩手法：用食指、中指指腹分别按于两侧穴位，稍用力按摩，每次 3 分钟。

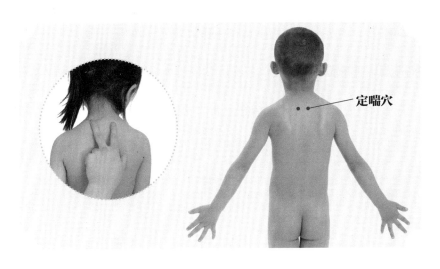

小儿肥胖

肥胖症最常见于婴儿期、学龄前期以及青春期。通常情况下，患上肥胖症的孩子食欲非常好，喜欢吃一些油腻的食物，不喜欢吃蔬菜等清淡食物。再加上不爱运动、劳逸不当从而导致脾胃虚弱，脂肪长期积于体内不宜消解，致使肥胖久久不能消减。父母们需要经常给孩子做做有利于疏通其"排泄管道"的按摩来帮助他减肥。

特效穴位解析

中脘穴：中脘穴为胃之募穴，专治消化系统疾病。临床常用于泄泻、呕吐、腹胀、腹痛、食欲不振等症，多与按揉足三里、推脾经等合用。推中脘自上而下主治胃气上逆、嗳气呕恶，不宜自下而上直推。

脾俞穴：常用于治疗呕吐、腹泻、疳积、食欲不振、水肿、慢惊风、四肢乏力等。多与补脾经、按揉足三里等合用，治疗脾胃虚弱、乳食内伤、消化不良等症。并能治疗脾虚所引起的气虚、血虚、津液不足等。

特效穴位：中脘穴

定位：上腹部，前正中线上，脐上 4 寸。

按摩手法：孩子仰卧，用掌根按揉 3 分钟。

特效穴位：脾俞穴

定位：脾俞在第 11 胸椎棘突下，旁开 1.5 寸。

按摩手法：孩子俯卧或站立，用双手拇指指腹按揉 3 分钟。

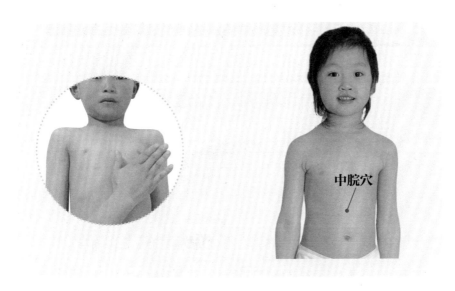

中脘穴

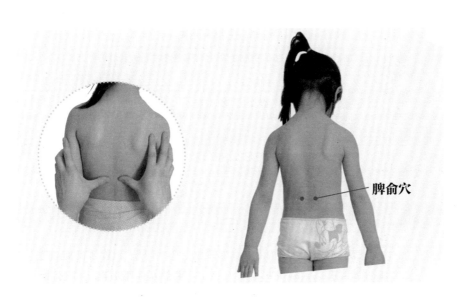

脾俞穴

附录　人体常用穴位速查表

头面部常用穴位速查表

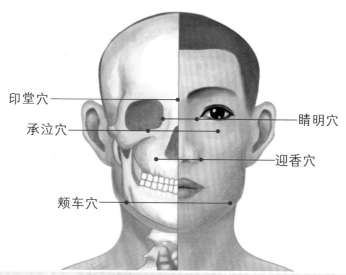

印堂穴

承泣穴

睛明穴

迎香穴

颊车穴

穴位	标准定位	主治病症
迎香穴	在面部，鼻翼外缘中点旁，鼻唇沟中	鼻塞、鼻炎、鼻出血
承泣穴	在面部，眼球与眶下缘之间，瞳孔直下	眼部充血、眼部疲劳、近视、远视、夜盲、眼睑跳动、角膜炎、迎风流泪
颊车穴	在面部，下颌角前上方一横指（中指）处	牙痛、甲状腺肿大、声嘶沙哑、颈部痉挛、腮腺炎
睛明穴	在面部，目内眦内上方眶内侧壁凹陷中	视物不明、近视、夜盲、色盲、目翳、目赤肿痛、迎风流泪
印堂穴	在额部，两眉毛内侧端中间的凹陷中	头痛、眩晕、三叉神经痛、癫痫、失眠、小儿惊风、鼻窦炎、眼睛疼痛、面神经麻痹

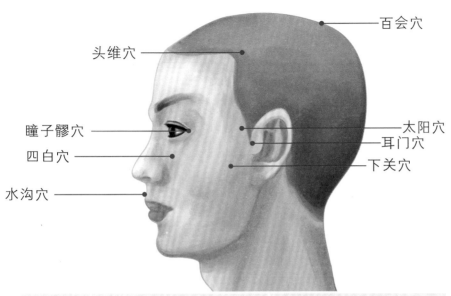

穴位	标准定位	主治病症
四白穴	在面部，瞳孔直下，当眶下孔凹陷处	目赤痛痒、口眼歪斜、头痛、眩晕、三叉神经痛、面神经麻痹
下关穴	面部，颧弓下缘中央与下颌切迹之间凹陷中	耳聋、耳鸣、牙痛、口眼歪斜、面痛、牙关开合不利
水沟穴	在面部，人中沟正中线上，上1/3与中1/3交点处	休克、昏迷、晕车、晕船、急性腰扭伤、癫狂、小儿惊风
百会穴	在头前后正中线上，前发际正中直上5寸	头痛、眩晕、失眠、健忘、癫狂
太阳穴	头部，眉梢与目外眦之间，向后约1横指的凹陷中	头痛、口眼歪斜、眼科疾病
耳门穴	在耳区，耳屏上切迹与下颌骨髁状突之间的凹陷中	耳鸣、耳聋、耳道炎、上牙疼痛、听力减退、甲状腺肿大
头维穴	在头部，额角发际直上0.5寸，头正中线旁开4.5寸	寒热头痛、喘逆烦满、目视不明、偏头痛
瞳子髎穴	在面部，目外眦外侧0.5寸凹陷中	头痛、目赤、目痛、怕光、迎风流泪、内障、目翳

颈项部常用穴位速查表

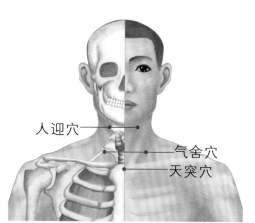

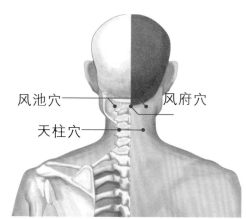

穴位	标准定位	主治病症
气舍穴	胸锁乳突肌区，锁骨上小窝，锁骨胸骨端上缘，胸锁乳突肌胸骨头与锁骨头中间的凹陷中	咽喉肿痛、颈项强痛、喘息、呃逆、甲状腺肿
人迎穴	颈部，横平喉结，胸锁乳突肌前缘，颈总动脉搏动处	咽喉肿痛、喘息、头痛、眩晕
天突穴	在颈前区，胸骨上窝中央，前正中线上	咳嗽、哮喘、胸痛、咽喉肿痛、甲状腺肿大、梅核气
风池穴	在项后区，枕骨之下，胸锁乳突肌上端与斜方肌上端之间的凹陷中	头痛、眩晕、颈项强痛、感冒
天柱穴	在颈后区，横平第2颈椎棘突上际，斜方肌外缘凹陷中	头晕、目眩、头痛、项强、肩背痛、鼻塞、咽喉痛
风府穴	颈后区，枕外隆凸直下，两侧斜方肌之间凹陷中	头痛、目眩、鼻出血、咽喉肿痛、脑卒中、癫痫

上肢部常用穴位速查表

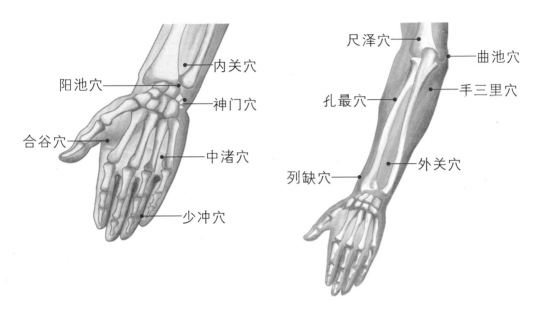

穴位	标准定位	主治病症
中渚穴	手背，第4、第5掌骨间，第4掌指关节近端凹陷中	头痛、目赤、耳聋、耳鸣、咽喉肿痛、肘臂痛
少冲穴	在手指，小指末节桡侧，指甲根角侧上方0.1寸（指寸）	心悸、心痛、胸胁痛、癫狂、热病、昏迷、小儿休克、脑出血
神门穴	在腕前区，腕掌侧远端横纹尺侧端，尺侧腕屈肌腱的桡侧缘	心烦失眠、心悸、心绞痛、多梦、健忘
内关穴	在前臂前区，腕掌侧远端横纹上2寸，掌长肌腱与桡侧腕屈肌腱之间	心痛、胸痛、胃痛、呕吐、呃逆、失眠、癫狂、眩晕、脑卒中、哮喘、产后血晕、肘臂挛痛

穴位	标准定位	主治病症
合谷穴	在手背，第2掌骨桡侧的中点处	外感头痛、头晕、耳鸣、耳聋、鼻炎、扁桃体炎、胃痛、腹痛
曲池穴	在肘区，尺泽与肱骨外上髁连线的中点处	流行性感冒、扁桃体炎、牙痛、腹痛
手三里穴	在前臂，肘横纹下2寸，阳溪与曲池连线上	手臂无力、上肢不遂、腰痛
外关穴	在前臂后区，腕背侧远端横纹上2寸，尺骨与桡骨间隙中点	头痛、胁肋痛、上肢痹痛、急性腰扭伤、落枕、高血压
阳池穴	在腕部，腕背侧远端横纹上，指伸肌腱的尺侧缘凹陷中	消渴、口干、肩臂痛、目赤肿痛、耳鸣、咽喉肿痛
孔最穴	在前臂前区，腕掌侧远端横纹上7寸，尺泽与太渊连线上	咳血、咳嗽、咽喉肿痛、热病汗不出、痔疮出血、肘臂疼痛
列缺穴	在前臂，腕掌侧远端横纹上1.5寸，拇短伸肌腱与拇长展肌腱之间，拇长展肌腱沟的凹陷中	神经性头痛、三叉神经痛、咳嗽、哮喘、支气管炎、鼻炎
尺泽穴	在肘区，肘横纹上，肱二头肌腱桡侧缘凹陷中	咳嗽、气喘、咯血、咽喉肿痛、肘臂痉挛疼痛

胸腹部常用穴位速查表

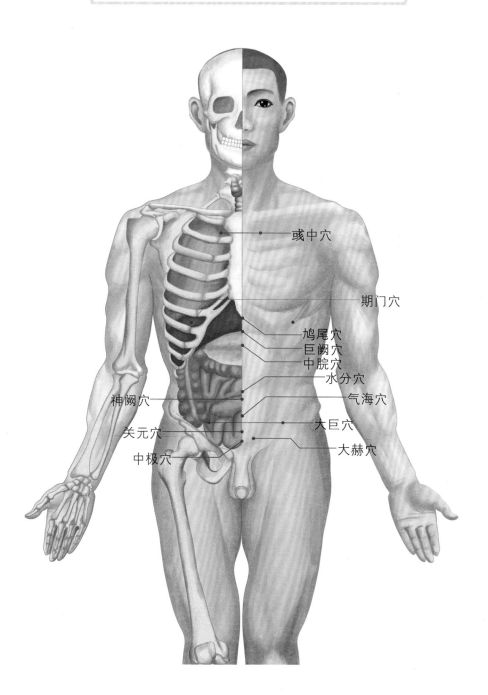

彧中穴

期门穴

鸠尾穴
巨阙穴
中脘穴

水分穴

神阙穴

气海穴

关元穴

大巨穴

中极穴

大赫穴

穴位	标准定位	主治病症
彧中穴	胸部，第1肋间隙，前正中线旁开2寸	咳嗽、气喘、胸胁胀满
期门穴	在胸部，第6肋间隙，前正中线旁开4寸	郁证、胸胁胀痛、呕吐、呃逆、吞酸、腹胀、腹泻
鸠尾穴	上腹部，剑胸结合下1寸，前正中线上	心胸痛、反胃、癫痫
巨阙穴	上腹部，脐中上6寸，前正中线上	心胸痛、呕吐、心悸、癫痫
中脘穴	在上腹部，脐中上4寸，前正中线上	胃脘痛、腹胀、呕吐、呃逆、疳积
水分穴	在上腹部，前正中线上，脐中上1寸	腹痛、腹胀、肠鸣、泄泻、反胃、水肿
神阙穴	在人体腹中部，脐中央	便秘、小便不禁、妇女不孕
气海穴	在前正中线上，脐下1.5寸	腹痛、水肿鼓、腹胀、大便不通、遗尿、遗精、阳痿、疝气
大巨穴	下腹部，脐中下2寸，前正中线旁开2寸	少腹胀满、小便不利、遗精、早泄、疝气
关元穴	在下腹部，脐中下3寸，前正中线上	中风脱证、虚劳冷惫、羸瘦无力、遗精、早泄、月经不调
中极穴	在腹正中线上，脐下4寸	小便不利、阳痿、早泄、遗精、月经不调、痛经、水肿
大赫穴	下腹部，脐中下4寸，前正中线旁开0.5寸	遗精、阳痿、白带过多、阴部痛

肩背腰部常用穴位速查表

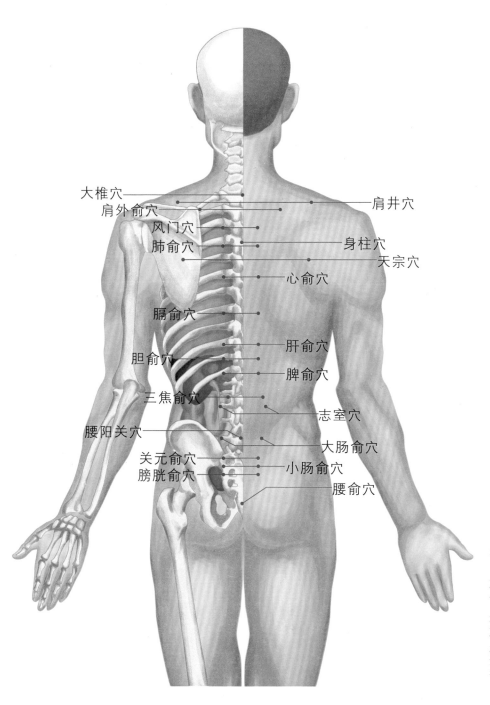

大椎穴
肩外俞穴
风门穴
肺俞穴
膈俞穴
胆俞穴
三焦俞穴
腰阳关穴
关元俞穴
膀胱俞穴

肩井穴
身柱穴
天宗穴
心俞穴
肝俞穴
脾俞穴
志室穴
大肠俞穴
小肠俞穴
腰俞穴

穴位	标准定位	主治病症
肩井穴	在肩胛区，第7颈椎棘突与肩峰最外侧点连线的中点	肩背痹痛、手臂不举、颈项强痛、乳痈、脑卒中、瘰疬、难产、诸虚百损
大椎穴	在脊柱区，第7颈椎棘突下凹陷中，后正中线上	脊痛、颈项强痛、落枕、癫狂、头痛、咳嗽、气喘
肩外俞穴	在背部，当第1胸椎棘突下，旁开3寸	肩背疼痛、颈项强急、颈椎病、肩胛区神经痛、挛急、麻痹等
风门穴	在脊柱区，第2胸椎棘突下，后正中线旁开1.5寸	感冒、咳嗽、发热、头痛、项强、胸背痛
肺俞穴	在脊柱区，第3胸椎棘突下，后正中线旁开1.5寸	发热、咳嗽、咯血
天宗穴	在肩胛区，肩胛冈中点与肩胛骨下角连线上1/3与下2/3交点凹陷中	肩胛疼痛、上肢不能举、肩臂麻木、肩部酸痛
身柱穴	脊柱区，第3胸椎棘突下凹陷中，后正中线上	咳嗽、气喘、腹泻、腰脊强痛、疔疮、癫痫
心俞穴	在背部脊柱区，第5胸椎棘突下，后正中线旁开1.5寸	心痛、心悸、胸闷、咳嗽、吐血、失眠、健忘、癫痫、盗汗
膈俞穴	脊柱区，第7胸椎棘突下，后正中线旁开1.5寸	呕逆、咳喘、潮热、风疹
肝俞穴	在脊柱区，第9胸椎棘突下，后正中线旁开1.5寸	胁痛、黄疸、目疾、吐、衄、癫狂、脊背痛
胆俞穴	在脊柱区，第10胸椎棘突下，后正中线旁开1.5寸	黄疸、口苦、胁痛、肺痨、潮热

穴位	标准定位	主治病症
脾俞穴	在脊柱区，第11胸椎棘突下，后正中线旁开1.5寸	腹胀、食欲不振、呕吐、腹泻、痢疾、便血、水肿
三焦俞穴	在脊柱区，第1腰椎棘突下，后正中线旁开1.5寸	腹胀、呕吐、腹泻、水肿、腰背强痛
志室穴	在脊柱区，第2腰椎棘突下，后正中线旁开3寸	阳痿、遗尿、尿频、排尿困难、月经不调、腰膝酸痛
腰阳关穴	在后正中线上，第4腰椎棘突下凹陷中	腰骶疼痛、坐骨神经痛、下肢痿痹、月经不调、痛经、经闭、遗精、阳痿、小便频数
大肠俞穴	在脊柱区，第4腰椎棘突下，后正中线旁开1.5寸，约平髂嵴最高点	腹胀、腹泻、便秘、腰腿痛、荨麻疹
关元俞穴	在脊柱区，第5腰椎棘突下，后正中线旁开1.5寸	腹胀、腹泻、遗尿、小便频数、腰腿痛
小肠俞穴	在骶区，横平第1骶后孔，骶正中嵴旁开1.5寸	腰骶痛、膝关节痛、腹泻、小腹胀痛、小便不利、遗精、白带
膀胱俞穴	在骶区，横平第2骶后孔，骶正中嵴旁开1.5寸	排尿困难、尿频、腹泻、便秘、腰脊强痛
腰俞穴	在骶区，正对骶管裂孔，后正中线上	月经不调、腰脊强痛、下肢麻木、癫痫、痔疮

附录 人体常用穴位速查表

147

下肢部常用穴位速查表

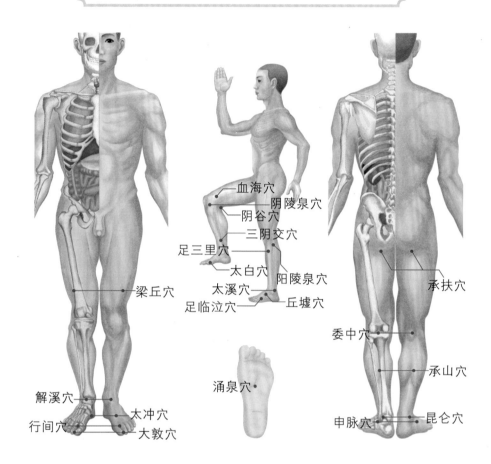

血海穴
阴陵泉穴
阴谷穴
三阴交穴
足三里穴
太白穴
阳陵泉穴
太溪穴
足临泣穴
丘墟穴
梁丘穴
承扶穴
委中穴
承山穴
解溪穴
太冲穴
行间穴
大敦穴
涌泉穴
申脉穴
昆仑穴

穴位	标准定位	主治病症
承扶穴	股后区，臀沟的中点	腰、骶、臀、大腿疼痛，下肢麻木，便秘，痔疮
委中穴	在膝后区，横纹中点，当股二头肌腱与半腱肌腱的中间	腰脊疼痛、筋挛急、半身不遂、腹痛、吐泻、遗尿、小便不利
承山穴	小腿后区，腓肠肌两肌腹与肌腱交角处	腰痛、腿痛抽筋、便秘、痔疮

穴位	标准定位	主治病症
昆仑穴	在踝区，外踝尖与跟腱之间的凹陷中	头痛，项强，肩、背、腰、腿痛，难产，癫痫
梁丘穴	在股前区，髌底上2寸，股外侧肌与股直肌肌腱之间	腰痛、膝冷、下肢神经痛、膝关节炎、乳痈、痛经
血海穴	在股前区，髌底内侧端上2寸，股内侧肌隆起处	月经不调、痛经、经闭、荨麻疹、神经性皮炎、膝关节炎
阴谷穴	膝后区，横纹上，半腱肌肌腱外侧缘	阳痿、月经过多、排尿困难、癫狂
阳陵泉穴	在小腿外侧，腓骨小头前下方凹陷中	半身不遂、下肢痿痹及麻木、膝关节肿痛、口苦、呕吐、黄疸
阴陵泉穴	在小腿内侧，胫骨内侧髁下缘与胫骨内侧缘之间的凹陷中	腹胀、泄泻、小便不利、水肿、黄疸、便秘
足三里穴	在胫骨外1寸，犊鼻下3寸，犊鼻与解溪连线上	胃痛、呕吐、食欲不振、腹泻、便秘
三阴交穴	在小腿内侧，内踝尖上3寸，胫骨内侧缘后际	月经不调、崩漏、痛经、遗精、早泄、疝气、泄泻、失眠、头晕
大敦穴	在足趾，趾末节外侧，趾甲根角侧后方0.1寸	遗尿、月经过多、癫痫
涌泉穴	在足底，屈足卷趾时足心最凹陷中	头顶痛、头晕目眩、咽喉痛、舌干
行间穴	在足背，第1、第2趾间，趾蹼缘后方赤白肉际处	头痛、排尿困难、青光眼、癫痫

穴位	标准定位	主治病症
解溪穴	在踝区，踝关节前面中央凹陷中，长伸肌腱与趾长伸肌腱之间	下肢麻木、头痛、腹胀、便秘、癫狂
足临泣穴	在足背，第4、第5跖骨底结合部的前方，第5趾长伸肌腱外侧的凹陷中	头痛、目外眦痛、目眩、乳痈
太溪穴	在踝区，内踝尖与跟腱之间的凹陷中	头痛目眩、咽喉肿痛、月经不调、失眠、健忘、遗精、阳痿
太白穴	在跖区，第1跖趾关节近端赤白肉际凹陷中	脾虚、胃痛、便秘、肠鸣、腹胀
丘墟穴	在踝区，外踝的前下方，趾长伸肌腱的外侧凹陷中	颈项痛、胸胁痛、呕吐、下肢麻木、疟疾
申脉穴	在踝区，外踝尖直下，外踝下缘与跟骨之间凹陷中	头痛、眩晕、失眠、腰腿痛、癫狂痫证、失眠等神志病
太冲穴	在足背，第1、第2跖骨间，跖骨底结合部前方凹陷中，或触及动脉搏动	头痛、眩晕、郁证、月经不调、小儿惊风